史丹佛大學專家教你打造

不容易疲勞的身體

スタンフォード式 疲れない体

The Stanford Method for Ultimate Super Recovery

山田知生
Tomoo Yamada
史丹佛大學運動醫學中心副主任
運動防護員

賴郁婷 譯

序章　全美最強運動醫學中心揭開
如何打造「不會疲累的身體」

「如何打造不容易疲累，而且可以快速消除疲勞的身體？」

這本書，就是解開這個問題的答案之一。

世界堪稱一流水準的**史丹佛大學所具備的「科學知識」**。

擁有眾多參與世界級賽事的學生運動員，其水準堪稱「全美第一」的史丹佛大學，**該校運動醫學中心為這些運動員所採取的「最新疲勞消除法」**。

這是第一本彙整探討以上述兩大主軸為基礎所建立的**「預防疲勞」與「消除疲勞」方法**的書籍。

「不曉得是不是疲勞累積的關係，白天總覺得全身無力、提不起勁。」

「不管睡再久，醒來之後還是覺得身體很沉重。」

「最近覺得愈來愈累。」

「工作量和以前一樣，卻覺得比以前更容易覺得累。」

在人人忙碌的現代社會，**恐怕沒有人逃得過「疲勞」的生活**。疲勞的煩惱以各種不同的方式籠罩在你我每一天的生活當中，例如「容易覺得累」、「無法消除疲勞」等。

雖然如此，但沒有必要因為「太忙」或「年紀已經不小了」等理由，放棄追求「不會疲勞的生活」。因為，面對疲勞絕對不是「無計可施」。

只要依照正確的步驟，就能防止疲勞發生，甚至還能加速消除疲勞。

本書的目的，就是以史丹佛大學運動醫學中心所實踐的一套**適用於每一個人的消除疲勞方法**為基礎，配合最新的運動醫學重點，為大家介紹實現預防疲勞與消除疲勞的方法。

面對疲勞假使不採取任何對策，疲勞當然只會不斷累積。這些累積的疲勞，甚至可能造成傷害或引發疾病。

因此無庸置疑地，無論是慢性疲勞或短暫性的疲勞，最好的方法就是徹底消除。

就讓我們以打造**「抗疲勞體質」**為目標，一起對抗「放任不管只會不斷累積」的疲勞吧。

希望各位都能活用本書的內容，為自己打造「不會疲累的身體」。

「世界頂尖知識X全美第一團隊的消除疲勞法」的終極方法

「史丹佛不是美國的菁英大學嗎？」

我常聽到日本朋友這麼說，加上自從矽谷興起以來，大家都開始認識到史丹佛大學身為「最強理科大學」的地位。

根據英國《TIMES》雜誌所整理出來的全球大學排行，第一名為英國牛津大學，第二名是英國劍橋大學，史丹佛大學和加州理工大學並列為第三名。

雖然排名會根據調查機構不同而得到不一樣的結果，不過在《U.S. News & World Report》雜誌的調查當中，史丹佛大學同樣排名世界第三，緊追著第一名的哈佛大學，以及第二名的麻省理工學院。

由此可知，史丹佛大學可以說是聚集世界一流菁英、屈指可數的大學。

然而，「聰明」充其量不過只是史丹佛大學的其中一面而已。

對美國人而言，史丹佛是一所「文武雙全的大學」，不只是學問，它同時也是一所**「體育名校」**。

棒球、美式足球、籃球、游泳、網球。很多人不知道的是，說到史丹佛的運動選手，個個都具備超越一流的職業水準。

「美國奧運獎牌」中有22%，都是由史丹佛選手獲得

在二〇一二年的倫敦奧運中，史丹佛大學有四十名學生選手出賽，**摘下十二面金牌**。

史丹佛大學在里約奧運中獲得的獎牌數目堪稱「國家水準」

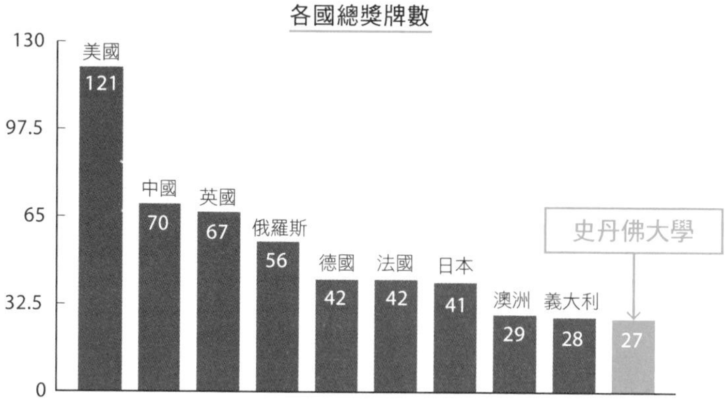

單單一所大學就囊括了14面金牌、7面銀牌和6面銅牌！

在二〇一六年的里約奧運，**有二十七面獎牌是由史丹佛大學的學生選手奪得**。當年美國一共摘下一百二十一面奧運獎牌，二十七面相當於約22%的比例，全是由史丹佛大學拿下。

我目前的身分是游泳隊的專屬運動防護員，在本書執筆的過程中，俄亥俄州正好在舉辦全美大學選手女子組的資格賽。

在這場資格賽當中，史丹佛大學的女子泳隊創下了**「五項全美新紀錄」、「在十三個游泳項目中奪得八項個人項目冠軍」、「五項混合接力項目全數奪冠」**的成績。

如此出色的表現，簡直可以說是最強的團隊。

「連續二十三年蟬聯全美第一名」地位背後的「完全消除疲勞指南」

史丹佛大學在許多競賽中專業運動員輩出，以職棒大聯盟來說，就包括麥克・穆西納（Mike Mussina），以及傑克・麥克道威爾（Jack McDowell）等多名赫赫有名的人物。

二〇一七年在大聯盟世界大賽中奪下冠軍寶座的休士頓太空人隊，總教練辛區（A.J. Hinch）也是史丹佛大學出身。

身為運動防護員的我，過去負責照護過的現役選手就有小約翰・梅貝瑞（John Mayberry Jr.）、傑德・羅瑞（Jed Lowrie），以及卡洛・斯昆汀（Carlos Quentin）等。

另外，在我過去長年服務的籃球隊中，也有許多如今活躍於NBA的選手，包括同卵雙胞胎的布魯克（Brook Lopez）和羅賓（Robin Lopez）兄弟、蘭德里・費爾茲（Landry Fields）、安東尼・布朗（Anthony Brown）、德懷特・鮑威爾（Dwight Powell）等人。

NCAA（國家大學體育協會）排名

年度	第一名	第二名
1993-94	北卡羅萊納州立大學	史丹佛大學
1994-95	史丹佛大學	北卡羅萊納州立大學
1995-96	史丹佛大學	UCLA（洛杉磯加州大學）
1996-97	史丹佛大學	北卡羅萊納州立大學
1997-98	史丹佛大學	北卡羅萊納州立大學 佛羅里達大學（同分）
1998-99	史丹佛大學	喬治亞大學
1999-00	史丹佛大學	UCLA
2000-01	史丹佛大學	UCLA
2001-02	史丹佛大學	德州大學
2002-03	史丹佛大學	德州大學
2003-04	史丹佛大學	密西根大學
2004-05	史丹佛大學	德州大學

年度	第一名	第二名
2005-06	史丹佛大學	UCLA
2006-07	史丹佛大學	UCLA
2007-08	史丹佛大學	UCLA
2008-09	史丹佛大學	北卡羅萊納州立大學
2009-10	史丹佛大學	佛羅里達大學
2010-11	史丹佛大學	俄亥俄州立大學
2011-12	史丹佛大學	佛羅里達大學
2012-13	史丹佛大學	佛羅里達大學
2013-14	史丹佛大學	佛羅里達大學
2014-15	史丹佛大學	UCLA
2015-16	史丹佛大學	俄亥俄州立大學
2016-17	史丹佛大學	俄亥俄州立大學

! 23連霸的絕對王者——史丹佛大學

在美式足球方面，史丹佛大學也將許多知名選手推上世界的舞台。

美國大學體壇中有個名叫「NCAA」（National Collegiate Athletic Association，國家大學體育協會）的組織，負責針對棒球、籃球、網球、美式足球、田徑、游泳等二十四項競技成績做綜合評比，整理出全美所有大學的體育名次。

「NCAA」每年會舉行九十場賽事，以積分制來決定每一所大學的排名。

在這個排名當中，史丹佛大學**從一九九四年開始，一直到二〇一七年的賽季結束，**

連續二十三年都拿下綜合評比的冠軍寶座。

全方位且壓倒性的強大。

這就是美國「體育強校史丹佛大學」所展現的姿態。

擁有這般成績，全是因為落實了一套**完全符合人體構造的消除疲勞法**。

肩負全美第一體育隊伍「全面性疲勞消除」任務的十六年

我在史丹佛大學的工作是運動醫學中心的副主任，負責主導醫學中心的發展方向與願景，並統籌底下二十三名員工的工作。同時，我也是一名現役的運動防護員，所屬的游泳隊目標是在東京奧運中奪冠。

運動防護員最重要的工作，簡單來說就是**「預防」**。

預防選手在漫長的賽季中受傷或面臨心理問題，隨時調整身體最好的狀態出賽。這就是防護員的使命。

當然，除此之外也必須具備**「身體的照護知識」，包括運動傷害的處理、以復賽為目標的復健訓練、疲勞選手的身體照護等**。

在美國，獲得「NATA」（National Athletic Trainers' Association，運動傷害防護協會）認證的防護員，就能擁有**國家資格**。目前防護員認證考試的條件是必須具備大學以上的學歷，不過到了二〇二二年之後，則必須具備研究所學歷才符合應試資格。

換言之，**在美國要想成為一名運動防護員，除了現場培養的「技術與實務能力」之外，「科學知識」、「高等教育」、「思考能力」也是相當重要而不可或缺的條件**。

運動醫學日新月益，如果能夠積極吸收學習這方面的知識，效果當然更好。運動防護員的工作一般都會和教練、醫療專家，以及飲食相關的專家等一起搭配進行，所以也必須能夠吸取這些專業人員的知識，進一步落實應用在第一線上。

我從十幾歲起就是一名職業滑雪運動員，經常出國比賽，二十四歲退役之後，便前往美國留學進修。

我一直希望可以學習運動醫學，但由於二十六年前的日本尚未具備運動醫學的學習環境，所以最後我選擇到美國留學。

我先在聖荷西州立大學的研究所就讀運動醫學和運動管理，在一九九九年取得運動防護員的國家資格證照，二〇〇〇年在聖克拉拉大學開始我的職業生涯。二〇〇二年，我轉任到史丹佛大學擔任運動防護員，之後有長達十六年的時間，一直在為許多選手提供專業協助，包括長跑、籃球、高爾夫、棒球、游泳等。

金牌得主、全美紀錄保持人等國際級運動員消除疲勞的方法

在我目前負責的女子泳隊當中，有一位選手名叫**凱蒂·萊德琪（Katie Ledecky）**。

萊德琪**在倫敦和里約奧運一共獲得五面金牌，加上世界游泳錦標賽（FINA World Championships），共計摘下十九面金牌和兩面銀牌**，是個具備壓倒性能力的冠軍，也是名符其實的世界之后。

在史丹佛大學，不乏像萊德琪這樣打從高中時期就是明星選手的運動員。舉例來說，有些棒球選手高中一畢業就被大聯盟指名徵召，獲得球探提出的天價合約，最後卻斷然拒絕，選擇進入大學修讀學位。

或像是安德魯·拉克（Andrew Luck），大學時不斷獲得職業球隊的青睞，甚至在大三時受到NFL（National Football League，職業美式足球聯盟）第一指名徵召，簽約金「推測高達四十億日圓以上」。不過，最後他婉拒了高額的簽約金，繼續留在大學進修。

當時拉克表示：「選擇繼續留在這裡，是因為身邊的夥伴可以促使我不斷成長，而且我希望自己在心智上可以更加成熟，將來成為一名建築師。」

可以每天和這些不只在運動上，在學習表現上也十分優異，且心智成熟的年輕人相處，我感到非常充實。同時也再一次深刻體認到自己守護這些人身體的使命，以及肩膀上的重責大任。

照料「選手的身體」，每一秒都不能有閃失，**必須事先假設所有狀況，做好預防措施**。

除了要能夠對造成選手生命安危的傷害防患於未然以外，也必須具備腦震盪的應對措施，以及最壞的狀況——猝死——的預防知識。

防護員的工作就是和教練、醫療團隊與飲食專家共同合作，針對「預防受傷和意外」和「傷後復原計畫」做全方位的考量，並落實進行。

首次公開頂尖選手的「可再現疲勞消除法」

「如何才能打造不會受傷的身體？」

「怎麼做才能在傷後迅速復原？」

這些問題和選手的照護有著密不可分的關係。因此，我們運動醫學中心無時不在思考、探索這些問題的答案。其中我認為最重要的關鍵，就是**「疲勞」**。

因為疲勞除了可能導致受傷之外，也會引發運動員千萬要避免的三種情況：

①一旦感到疲累，就無法獲得勝利。
②人在疲累時，無法發揮真正的實力。
③疲累會導致受傷和身體傷害。

因此，**「預防疲勞」**就變得十分重要。

但是，職業水準的運動本來就是極度嚴峻，根本不可能百分之百完全預防疲累。即便是年輕、體力好的學生選手，經過激烈的練習之後，也一定會覺得累。

再加上史丹佛大學對於學生選手的學業成績有高標準的要求，完全沒有「只要練習，不上課也沒關係」的特例存在。所以學生選手每天都要進行三至四個小時的高強度練習，接著再到圖書館念書到凌晨。有時甚至得到一至三個小時時差的地區比賽……不累才奇怪。

在這種情況下，和「預防疲勞」一樣重要的，就是**「即刻消除疲勞」**。

面對每天高強度的練習和學習帶來的疲勞，假使不即刻消除，別說是預防疲勞了，反而會造成慢性疲勞的累積，變成「容易疲勞的身體」。

正因為如此，一直以來我們都把「預防疲勞」和「消除疲勞」當成一體來思考。

「預防疲勞＋消除疲勞」如同規律的節奏般反覆落實這套方法，一步一步打造「不會疲累的身體」。

利用科學證實的有效方法，實現「不會疲累的身體」

預防疲勞並隨時消除疲勞，打造「不會疲累的身體」。

不只是運動員，這應該也是終日忙碌的大家共同的「理想」吧。我們目前所採取的是一套符合人體構造的疲勞消除法，換言之，**無論是否為運動員，這套方法在所有人的身上都能看見成效**。

這也促成了我提筆寫作這本書的動機，因為我想和大家分享這個史丹佛大學運動醫學中心的「預防疲勞法」和「消除疲勞法」。

「既然如此，希望書裡有許多伸展動作的照片可以參考」「我想學習輕鬆就能做到的體操」「只要告訴我有效的具體方法就行了！」

大家這些心聲我都明白。

然而，**沒有具備知識為前提的實踐是非常危險的**。有些方法即便大家口耳相傳都說「有用」，實際上根本毫無效果，最後只會落得「白費力氣」。別說是調整身體了，甚至可能反而為身體帶來傷害。

再加上現在大家都普遍健康意識抬頭，各種方法充斥於世。正因為這樣，更有必要培養選擇真正適合自己的「眼光」。基於這一點，從科學的角度去瞭解「疲勞的真正面貌」，就變得相當重要。

就讓我們一起透過正確的知識和簡易的方法，雙管齊下地為自己打造不會疲累的身體吧。不只是伸展運動或體操，我也希望藉由本書，為各位傳達這些方法的科學根據。

「沒有根據的疲勞消除法」毫無意義

「以科學理論和數據為基礎，將證實有效的東西，透過適當的方法來運用。」

這是我們史丹佛大學運動醫學中心絕對堅守的方針。

身負一流選手的健康重責，我們不能做沒有根據的嘗試。用諸如「慢慢地深呼吸，身體就能感覺得到療癒。」這種程度的方法來管理未來身價數億美元的運動員，這對我們來說是不允許的。

因此對於訓練，我們非常重視以下三大原則：

「心態（mindset）、高強度訓練（hard work）、恢復（recovery）」

①設定目標，搜尋各種有根據的知識，思考「如何達到目標」（心態）。

②拚命練習，參加比賽（高強度訓練）。

③結束後確實做好復原（恢復）。

本書的內容也會依照這個原則來安排。

在第0章會提到，二十多年來身為防護員的經驗讓我深刻體會到，**「疲勞是神經和身體之間的搭配出現不協調所引起的現象」**。

所謂疲勞，不僅是肌肉和關節的問題。要想打造不會疲累的身體，必須將「腦神經科學」也一併納入思考，甚至就連對神經相當重要的氧氣輸入，也就是「呼吸」，也非常重要。另外也必須具備以飲食為中心的「營養學」知識。

基於這一點，我們採取的方法是以**「醫學」、「腦神經科學」和「營養學」等史丹佛大學的最新知識為基礎所建立的「疲勞消除計畫」**。

不過，我並沒有打算要在本書中傳達任何艱澀難懂的內容。

雖然必要時會提到一些醫學上的內容，但這絕對不是一本專業書籍。我會盡量以容易理解的方式來整理，避免使用「有點難懂的用語」或「複雜的肌肉名稱」等。

換言之，本書並非要介紹什麼標新立異的方法，只有**身為防護員的我們，在忠於運動醫學的基礎下實際採取的消除疲勞法的重要觀念**。

隨時都能發揮「近乎百分之百實力」的疲勞應對方法

針對「不會疲累的身體」，本書將依照以下的順序進行。

第0章首先**針對「疲勞發生的機制」，提出史丹佛大學運動醫學中心的見解**。

之所以是「第0章」，是因為希望各位能夠先暫時拋開過去的認知，以全新、空白的狀態，重新瞭解關於疲勞的基本知識。

接著第1章是關於「IAP」的介紹，也就是結合最新理論的預防及改善疲勞的方法。史丹佛大學的選手在實際採取這套預防疲勞方法之後，身體狀態都有了大幅改善，包括籃球隊和泳隊選手的腰痛症狀逐漸獲得舒緩等。這其中的關鍵，就在於**「腹內壓」**。

第2章是針對**疲勞身體的「恢復法」**及**應對療法的內容**。

第3章則是關於**從體內協助消除疲勞的「飲食方法」**。

最後，在總結的第4章介紹的是**「忙碌工作法」**——包括站姿和坐姿等，如何在忙碌的生活中降低對身體的傷害，盡可能減少疲勞的發生。只要靠一個稀鬆平常的小動作，就能改善疲勞。我想透過這個事實，傳授大家「盡量讓自己不會疲累的生活方法」。

面臨比賽的運動員，最大的目標就是超越「過去的自己」，並且贏得勝利。而實現目標的關鍵，就是**「真正百分之百完全發揮自己的實力」**。

各位不需要勉強自己達到和這些運動員一樣的水準表現，畢竟要打造遠超乎實際年齡的年輕身體不是一件簡單的事，也不一定會得到好的結果。

每個人的身體能力、骨骼、肌肉、身體的可活動範圍等截然不同，理所當然表現也會不一樣。

因此沒有必要一下子就以運動員的水準來要求自己。不過，我們可以將自己真正的能力做到最大的發揮。

希望各位都可以利用本書的內容，為自己打造不會疲累的身體，發揮**「百分之百自我水準」**的表現。

三十歲的人呈現三十歲的最佳體態。

六十歲的人呈現六十歲的最佳體態。

這將成為各位身體活力與健康的基礎。

二〇一八年

史丹佛大學運動醫學中心運動防護員

山田知生

序章

全美最強運動醫學中心揭開如何打造「不會疲累的身體」

0章

史丹佛大學揭露「疲勞發生」的機制

——人為什麼會感到疲累？身體不為人知的「疲勞機制」

1章

世界最新的「IAP」預防疲勞法
——提高「腹內壓」，完全阻隔傷害

2章 不累積疲勞的終極恢復法

——以「最有效恢復法」將疲勞物質從大腦和身體即刻消除

3章 打造抗疲勞體質的一流飲食法
——藉由「吃進身體裡的東西」，改變身體的恢復力

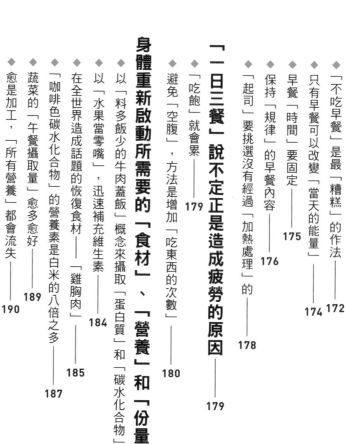

4章 史丹佛式的「忙碌工作法」——再忙也能將身體傷害減至最低的方法

0 章

史丹佛大學揭露「疲勞發生」的機制

——人為什麼會感到疲累？身體不為人知的「疲勞機制」

史丹佛大學運動醫學中心所定義的「疲勞的真相」

從「醫學證實有效」的方法開始著手

不僅僅是成年人，所有現代人每天都有做不完的事。年輕人當然也會感到疲累，在忙碌的日本，甚至還要擔心「就連中小學生也長期處於疲累狀態」。

就這一點來看，「如何面對疲勞」，恐怕是每個人切身的問題。

但是，面對如此切身的問題，大家卻意外地對「疲勞的真實面貌」一無所知。

疲勞到底是什麼？

人為什麼會感到疲勞？

治療濕疹時，必須先掌握引發濕疹的原因，例如是病毒引起？還是過敏反應？

又或者是接觸性症狀？先瞭解原因之後，再施以適當的治療，才能有效排除濕疹的狀況。

面對疲勞也是一樣，假使不知道造成的原因，將無法從根本解決疲勞的問題。

換言之，預防疲勞也必須先瞭解「疲勞究竟是什麼」，才有辦法真正達到「不會疲累的身體」的目標。

錯誤的「疲勞＝乳酸堆積」神話

直到不久之前還經常可以聽到一個說法是，疲勞的原因之一，是因為**「乳酸」**造成。

「肌肉會不斷累積疲勞，其中原因之一的物質就是乳酸。只要降低乳酸，就能消除疲勞。」

這種說法一直到二〇〇〇年代的前半期都還是主流。

的確，持續使用肌肉會導致乳酸堆積，引發「訓練過度，腳抬不起來」、「累到動不了」等情況。

只不過，各位的疲勞真的和激烈運動後所產生的疲勞是一樣的嗎？

「早上一起床就莫名地覺得身體很沉重。」

「容易覺得累，而且一直無法消除疲勞……」

除非是運動員，否則我想多數人的狀況應該都是如此吧。每天在通勤電車上擠沙丁魚的日本上班族，若要說和運動員一樣每天保持運動，答案肯定不是如此。

沒有進行任何足以造成乳酸堆積的運動，卻覺得好累……

從這個角度思考，將疲勞的原因**單單歸咎於乳酸，實在說不過去**。

另外，最近還出現另一個說法是：「乳酸的產生是為了減緩肌肉疲勞」，而非過去「因為乳酸堆積，所以造成身體疲勞」的說法。

疲勞時就這麼做吧！——讓源源不絕的精力也休息「一晚」

造成疲勞的原因之一，很明顯的還有**「睡眠不足」**。

睡眠的作用之一，是讓大腦和身體消除疲勞。換言之，**「不睡覺」就等於疲勞無法消除**。

另外，睡眠不足也會給大腦帶來明顯的負面影響。透過史丹佛大學為學生選手所做的「眼動追蹤」（eye tracking test），我重新體認到這一點。

「眼動追蹤」是為選手裝上VR（虛擬實境）裝置，讓選手的視線跟著裝置上時而轉動或閃動的小黑點移動。透過視線移動的正確率，測量腦的功能。

史丹佛大學運動醫學中心建立了一套機制，透過教練和防護員的共同合作，對選手的健康狀態進行管理照護，並將資訊提供給醫療團隊，以醫學的方法來掌握選手的狀態。為所有體育中心的選手進行「眼動追蹤」測驗，就是其中的方法之一。

結果顯示，視線能夠精準地追著黑點移動的，是棒球選手。必須具備選球力的他們，平時就經常運用到動態視力，所以才被訓練得很好吧。成績僅次於棒球選手的是籃球選手，另外也有一些選手是天生優異，與運動項目無關。

在「腦震盪」的狀態下工作？！

然而，「眼動追蹤」的用意並非為了測試動態視力，這其實是一種觀察大腦狀態的測驗。

特別值得注意的是美式足球選手。

美國的國民運動美式足球是一種極度危險的運動，有些選手在經過激烈衝撞的比賽之後，隔天會出現頭痛的症狀。針對這些選手進行眼動追蹤測驗，數據結果通常都非常差，顯示出有「腦震盪的徵兆」。在這種情況下，就必須等到眼動追蹤測驗的數據回到正常值，才能重新展開練習。

對於重視選球力的棒球選手，必須注意測驗數據的絕對值；對於有腦震盪風險的美式足球選手，必須留意數據的變化……

就連游泳選手和長跑選手，有時候也會在眼動追蹤測驗中出現不理想的結果。無論是跑步或游泳，衝撞的機會都大幅減少，引發腦震盪的機率非常小。但為什麼會出現不理想的數據呢？

睡眠不足≒腦震盪的大腦？！

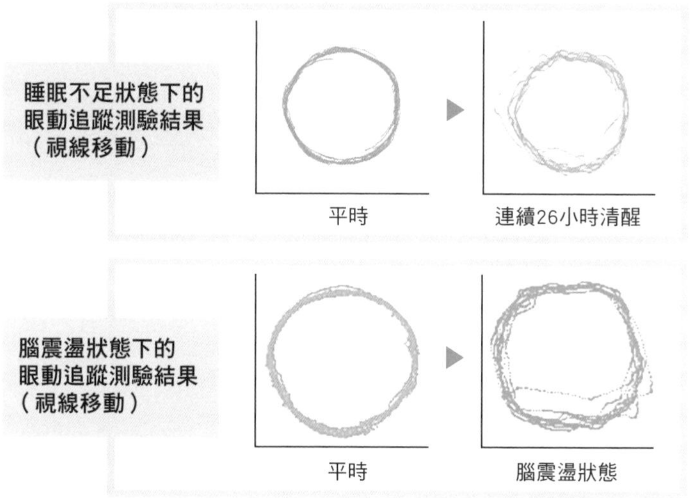

出處：Predictive Visual Tracking: Specificity in Traumatic Brain Injury and Sleep Deprivation
Jun Maruta, PhD ; Kristin J. Heaton, PhD ; Alexis L. Maule, MPH ; Jamshid Ghajar, MD, PhD

如果將這些結果交由神經外科的醫生判斷，通常醫生都會提出一個問題：

「這位選手從事的是什麼運動？如果是游泳，那就要問他是不是**睡眠不足**。」

也就是說，**假設在睡眠不足的狀態下接受眼動追蹤測驗，就會出現類似腦震盪選手的數據結果。**

生活中常見的「睡眠不足」，同樣也會給大腦帶來許多負面影響。「睡不著」除了會「覺得累」、「工作效率變差」以外，如果長時間都沒有改善，將可能成為和腦震盪一樣會影響到日常生活的危險因子。

運動醫學的最新理論揭示引發疲勞的真正原因

我從以前就一直認為：疲勞的原因不只是身體，同時也來自大腦。

說得更精確一點就是，**疲勞指的是「肌肉和神經過度使用或發生狀況，導致身體機能出現障礙」的狀態**。換言之，以最新的運動醫學見解來說，疲勞的原因除了肌肉以外，同是也是因為**「神經狀態不佳」所導致**。

以下就分別從「自律神經」和「中樞神經」兩方面來做簡單的說明。

① 擔任切換開關角色的「自律神經」

人類身體的「心跳」、「呼吸」、「消化」等「在無意識下運作的機能」，全是由自律神經來控制。

自律神經分成活躍於白天的「交感神經」，以及活躍於晚上的「副交感神經」。**白天活動時，「交感神經」處於優勢，晚上休息則是「副交感神經」處於優**

勢。這是人體天生具備的機制。

然而，一旦因為過度的壓力等原因造成自律神經失調，交感神經和副交感神經便無法適當切換，因而導致睡不著、體溫調節功能失調、血壓上升、呼吸紊亂等症狀。

自律神經失調首先會出現「沒有生病，卻感到身體不舒服」的狀態，自然會伴隨著疲憊感。假設長期忽略導致惡化，甚至可能引發真正的疾病。

②統籌身體活動的「中樞神經」

中樞神經是負責對手腳活動等「發出動作指令」的神經，**就像「控制台」一樣，對身體各部位發出指令**。

「活動手腳」並不是靠骨骼、肌腱或肌肉自己做出動作，而是位於大腦和脊髓的中樞神經與手腳的末梢神經共同合作的結果。

不過就像後面會提到的，一旦身體歪斜，「中樞神經→末梢神經」的一連串作用也會失去協調。也就是「大腦的指令無法順利傳達到身體各部位」，身體自然無法靈活地活動。

這時候，無法靈活活動的身體所產生的「莫名沉重」、「倦怠」等感覺，會回傳到大腦。於是大腦接收到「倦怠感」，開始對人的意識發出「好累」的訊息。

「人體控制台」於是「自動」失去作用

感到疲累的人，身體大多是處於「自律神經」和「中樞神經」兩大神經運作不良的狀態。由於神經的控制台位於大腦，所以這兩個問題可以一併歸咎為「疲勞的原因就出於大腦」。

要預防這種「腦疲勞」的狀態，就必須特別注意**「身體歪斜」**的問題。

身體歪斜的人，中樞神經發出的指令無法順利傳達到身體各部位。如果為了配合歪斜的身體而做出勉強自己的動作，即便只是簡單的動作，也會給身體帶來更大的負荷。長久下來只會導致身體愈來愈歪，姿勢不正，中樞神經的指令也就更難傳遞到身體各部位。

如果狀況一直沒有改善，就會引發「一坐下來就腰痠」、「走沒幾步就雙腳無力」等現象。這時候如果繼續勉強活動肌肉，只會給身體各部位造成更大的負擔，引發更嚴重的身體傷害，簡直就是惡性循環。

因此，在這裡我要提出一個定義：**容易疲累的身體＝姿勢不端正的身體**。

假使各位認為「不過就是姿勢不對，哪有什麼大不了的」，現在請一定要改變你的想法。**身體歪斜，就是觸發中樞神經失調的危險狀態**。而和身體歪斜有密切相關的，正是**「腹內壓」**。

詳細內容會在第1章提到，不過各位或許就是因為腹內壓的緣故，所以才會造成姿勢不正、身體動作不協調。

也很有可能是因為某些動作造成身體的負擔，進而引發不必要的疲勞。

運動員也是一樣，為了預防受傷，必須從中樞神經著手，調整動作使其流暢才行。

因此，**防護員給予的多數訓練和治療，也從過去的「保護肌肉和關節」，慢慢演變為如今的「改善中樞神經機能，使動作更流暢」**。

這也是為什麼我認為：

為了避免變成『疲累的身體』而造成表現變差或受傷，首先應該從改善中樞神經開始著手。

看似體力很好的「肌肉猛男」的真相

在史丹佛運動醫學中心大樓的牆壁上，掛著兩幅巨大的插畫。其中一幅畫的是身穿全套護具的美式足球選手，另一幅雖然也是美式足球選手，但是卻能看到頭盔底下的大腦透視圖。

「不只訓練肌肉，也要訓練大腦。」

這句話的意思是，即便是像美式足球這種講求壯碩體格的運動，頭腦也非常重要。而這同時也是現今運動醫學的象徵。

運動醫學最重要的是**「將疲勞降至最低」**、**「使運動員能夠在比賽中發揮最佳表現」**，以及**「針對賽後的傷害做到最好的復原」**。

針對這些重點，我們運動醫學中心會採取以下三大步驟：

①調整中樞神經，使身體不再承受多餘的負荷，達到預防疲勞的目的。

②鍛鍊肌肉，提升表現。

③落實恢復法，以達到更有效的復原，消除身體和大腦的疲勞。

平時如果持續進行「肌肉訓練」，是否就不會感到疲累呢？事實上並沒有這回事。倒不如說肌肉訓練只是影響第2點「表現」的方法。

就連擁有完美鍛鍊體格的運動員，也不可能「完全不會累」。

因為並非「肌肉量多＝不會累」。

正因為如此，所以可以說**能否做到適當地預防和消除，才是實現「不會疲累的最強身體」的關鍵**。

疲勞導致表現驟降的驚人真相

「過度練習導致吃敗仗」的籃球隊

有些人或許會認為「看每個人的心態吧，一點小疲勞，應該還是可以想辦法克服」、「只是一點疲勞，沒什麼大不了的」。

然而，**疲勞是個絕對、而且會嚴重影響表現的棘手敵人**。

我好幾次在史丹佛大學的球隊身上，印證這個事實。

我在二〇一五年時擔任籃球隊的防護員，當時史丹佛大學和運動品牌「Nike」共同合作進行一項計畫，將選手在練習和比賽時身體承受的負荷全部數據化。

在十一月到隔年三月的球季期間，我們給球隊每一位選手都穿上Nike提供的特殊運動內衣。

這款運動內衣上有個小口袋，裡頭放置特製的GPS晶片，可以將每個選手身體承受的所有負荷全部轉換成數據。

例如選手在練習時的起跑是如何加速、減速、跳多高等。晶片會針對每一個動作進行偵測，將身體的負荷數據化。

不只是跑步或跳躍會對身體造成負荷，物理定律同樣也會出現在人身上，所以像是急停或突然改變方向，都需要用上強大的力量，相對地也會增加身體的負荷。

透過偵測選手在練習和比賽時的身體負荷，可以瞭解很多事情。

舉例來說，「在和南衛理工會大學比賽之前的練習當中，每一位選手的身體負荷都變大了。」

的確，當時為了那場比賽，球隊每個人都增加了自己的練習量。從比賽前的幾天開始，選手們的身體負荷逐漸愈來愈大，更在比賽前夕達到極限。然而，**投入了這麼多心力練習，比賽最後卻以將近二十分的大幅差距落敗**。賽後，球隊士氣有好長一段時間一直都陷入低迷的狀態中（從過去與該校的對戰成績來看，史丹佛一直都是壓倒性的勝利）。

彙集每個人的負荷值（下表）、疲勞實際感受值（主觀的數據）、每個人在比賽中的個人成績、整理球隊的比賽成績等數據，檢視疲勞和表現之間的關係。

				Game 2			Game 3				Game 4		Game 5		Game 6		
12/8	12/9	12/10	12/11	12/12	12/13	12/14	12/15	12/16	12/17	12/18	12/19	12/20	12/21	12/26	12/27	12/29	12/30
815.0	763.0	676.0	569.0	438.0	424.0	488.0	541.0	419.0	653.0	473.0	790.0	645.0	536.0	713.0	657.0	657.0	649.0
1038.0	1068.0	529.0	823.0	1587.0	339.0	701.0	1499.0	402.0	813.0	600.0	1670.0	767.0	1395.0	975.0	862.0	862.0	838.0
856.0	764.0	691.0	610.0	1101.0	392.0	442.0	1266.0	283.0	605.0	428.0	1420.0	537.0	1065.0	725.0	568.0	568.0	593.0
780.0	721.0	696.0	639.0	916.0	498.0	538.0	999.0	410.0	593.0	505.0	781.0	552.0	856.0	748.8	678.0	678.0	567.0
909.0	898.0	917.0	674.0	972.0	566.0	641.0	749.0	488.0	659.0	459.0	1074.0	671.0	1347.0	857.0	774.0	774.0	721.0
797.0	703.0	670.0	566.0	1044.0	525.0	593.0	1080.0	468.0	648.0	472.0	648.0	628.0	1043.0	812.0	686.0	686.0	640.0
635.0	619.0	566.0	536.0	395.0	405.0	431.0	532.0	345.0	453.0	403.0	710.0	469.0	454.0	612.0	514.0	514.0	481.0
616.0	702.0	668.0	490.0	558.0	380.0	474.0	540.0	379.0	463.0	354.0	666.0	560.0	436.0	601.0	594.0	597.0	533.0
851.0	807.0	695.0	634.0	*354	489.0	554.0	*332	350.0	（由於負荷增加而受傷，退出球隊）								
766.0	732.0	246.0	599.0	645.0	182.0	458.0	660.0	362.0	497.0	382.0	696.0	503.0	593.0	722.0	338.0	338.0	389.0
599.0	677.0	589.0	536.0	639.0	409.0	489.0	560.0	364.0	551.0	403.0	315.0	547.0	501.0	617.0	568.0	568.0	563.0
787.5	768.5	631.2	606.9	829.5	419.0	528.1	842.6	388.2	593.5	447.9	877.0	587.9	822.6	738.3	623.9	624.2	597.4
5.2	4.9	4.3	4.7	4.5	3.9	4.4	4.3	3.6	4.3	4.0	4.6	2.3	4.4	5.4	5.0	4.8	4.8
2:30:41	2:36:20	2:27:50	2:09:58	2:45:51	1:47:39	1:59:15	3:24:16	1:47:48	2:16:40	1:54:12	3:34:21*	1:13:22	3:31:00	2:16:10	3:15:52	2:09:54	2:03:25

OFF	OFF					Game12		Game13	OFF			Game14			Game15	
1/15/16	1/16/16	1/17/16	1/18/16	1/19/16	1/20/16	1/21/16	1/22/16	1/23/16	1/24/16	1/25/16	1/26/16	1/27/16	1/28/16	1/29/16	1/30/16	Player Avg
		654.0	654.0	585.0	454.0	369.0	363.0	269.0		654.0	483.0	916.0	378.0	486.0	463.0	500.4
		773.0	808.0	738.0	581.0	1137.0	458.0	1256.0		823.0	599.0	1721.0	489.0	667.0	1001.0	851.3
		629.0	580.0	522.0	349.0	889.0	67.0	n/a		497.0	356.0	329.0	307.0	406.0	1000.0	580.4
		599.0	520.0	436.0	358.0	618.0	306.0	861.0		546.0	382.0	1147.0	309.0	397.0	736.0	554.0
		762.0	747.0	673.0	511.0	1036.0	424.0	932.0		697.0	518.0	1489.0	426.0	589.0	539.0	742.9
		677.0	670.0	616.0	469.0	508.0	350.0	862.0		634.0	483.0	1067.0	387.0	506.0	1018.0	642.3
		520.0	489.0	412.0	311.0	289.0	283.0	266.0		432.0	337.0	784.0	275.0	359.0	330.0	400.8
		480.0	522.0	453.0	349.0	691.0	281.0	378.0		524.0	342.0	990.0	256.0	395.0	509.0	464.5
		499.0	466.0	389.0	308.0	581.0	288.0	655.0		465.0	327.0	1004.0	305.0	338.0	476.0	458.7
		577.0	547.0	482.0	371.0	390.0	306.0	283.0		584.0	378.0	1015.0	334.0	448.0	354.0	464.5
		617.0	600.3	530.6	406.1	650.8	312.6	640.2		585.6	420.5	1046.2	346.6	459.1	642.6	
		5.1	4.9	4.8	4.5	4.4	3.9	5.5		4.4	4.2	3.3	3.9	4.1		
		2:00:51	2:03:31	1:51:35	1:29:38	3:38:00	1:20:17	3:04:00		2:13:01	1:40:14	4:03:04	1:29:54	1:53:06	2:02:44	

			Game19		Game20	OFF				Game21		Game22	OFF			
2/15/16	2/16/16	2/17/16	2/18/16	2/19/16	2/20/16	2/21/16	2/22/16	2/23/16	2/24/16	2/25/16	2/26/16	2/27/16	2/28/16	2/29/16		Player Avg
745.0	678.0	447.0	644.0	354.0	662.0		629.0	654.0	499.0	612.0	363.0	525.0		696.0		574.3
927.0	802.0	725.0	1551.0	390.0	1026.0		729.0	844.0	608.0	1113.0	533.0	919.0		824.0		873.3
691.0	633.0	504.0	988.0	264.0	1236.0		500.0	601.0	391.0	693.0	299.0	933.0		544.0		645.9
717.0	625.0	621.0	1357.0	330.0	957.0		552.0	680.0	539.0	810.0	375.0	834.0		592.0		600.1
696.0	659.0	552.0	974.0	43.0	1154.0		584.0	682.0	476.0	944.0	355.0	894.0		n/a		670.5
782.0	662.0	536.0	916.0	400.0	1100.0		592.0	602.0	459.0	804.0	349.0	576.0		578.0		637.6
562.0	537.0	484.0	522.0	171.0	620.0		466.0	475.0	383.0	436.0	450.0	417.0		450.0		436.8
OFF	OFF	159.0	402.0	311.0	291.0		OFF	5.0	365.0	343.0	231.0	191.0				385.1
498.0	478.0	461.0	819.0	351.0	725.0		442.0	531.0	418.0	600.0	290.0	587.0		458.0		512.6
538.0	498.0	478.0	819.0	491.0	649.0		280.0	290.0	380.0	538.0	271.0	525.0		241.0		450.9
684.0	619.1	496.7	899.2	310.5	842.0		530.4	536.4	451.8	689.3	351.6	640.1		547.9		
5.5	5.2	4.1	6.8	2.4	6.4		4.5	5.4	4.3	5.7	3.8	6.4		3.8		
1:55:04	1:43:41	1:55:41	2:24:55	2:05:20	2:46:20		1:38:40	1:44:58	1:39:31	1:49:00	1:24:24	1:50:31		2:06:41		

! 增加練習量的這個球季，勝率從64.8%（前一年）降低至50.0%。

史丹佛大學籃球校隊身體負荷調查（部分公開）

2015-16 男子籃球隊：球員與球隊的負荷值

有無比賽（OFF 表示休假）							Game 1							
日期	11/10	11/11	11/12	11/14	11/17	11/18	11/19	11/20	11/21	11/30	12/1	12/2	12/4	12/5
選手 A	757.0	546.0	496.0	252.0	590.0	576.0	n/a	558.0	527.0	454.0	617.0	550.0	719.0	723.0
選手 B	603.0	728.0	431.0	384.0	475.0	472.0		DNP	576.0	715.0	735.0	1004.0	967.0	850.0
選手 C	696.0	474.0	438.0	241.0	601.0	492.0	n/a	258.0	427.0	565.0	642.0	766.0	763.0	822.0
選手 D	610.0	430.0	430.0	255.0	605.0	493.0	n/a	479.0	450.0	545.0	616.0	762.0	815.0	809.0
選手 E	745.0	587.0	548.0	327.0	652.0	596.0	n/a	283.0	522.0	591.0	844.0	862.0	832.0	887.0
選手 F	757.0	543.0	543.0	333.0	672.0	580.0	n/a	506.0	527.0	559.0	676.0	663.0	698.0	805.0
選手 G	530.0	387.0	415.0	265.0	488.0	432.0	n/a	387.0	378.0	424.0	499.0	564.0	649.0	623.0
選手 H	587.0	413.0	381.0	241.0	572.0	397.0	n/a	403.0	365.0	468.0	616.0	604.0	663.0	734.0
選手 I	703.0	515.0	535.0	273.0	674.0	575.0	n/a	249.0	514.0	543.0	635.0	764.0	851.0	834.0
選手 J	387.0	131.0	368.0	302.0	355.0	421.0	n/a	278.0	431.0	477.0	461.0	684.0	781.0	728.0
選手 K	53.0	105.0	267.0	266.0	473.0	465.0	n/a	432.0	396.0	419.0	584.0	628.0	669.0	607.0
球隊的個人平均負荷值	584.4	441.7	441.1	285.4	559.7	499.9	236.4	383.3	464.8	523.6	629.5	713.7	764.3	765.6
球隊每分鐘的平均負荷值	5.5	5.2	4.7	3.4	4.8	4.2	3.4	3.9	3.9	5.0	5.1	5.4	5.2	4.0
練習時間	1:34:52	1:26:15	1:35:52	1:26:19	1:55:04	1:58:37	1:10:34	1:38:27	2:00:42	1:45:28	2:03:02	2:12:53	2:28:20	3:12:20

有無比賽（OFF 表示休假）	Game 7		Game 8			Game 9	OFF			Game10				Game11
日期	1/1/16	1/2/16	1/3/16	1/4/16	1/5/16	1/6/16	1/7/16	1/8/16	1/9/16	1/10/16	1/11/16	1/12/16	1/13/16	1/14/16
選手 A	685.0	355.0	678.0	170.0	449.0	878.0		779.0	411.0	627.0	64.0	663.0	378.0	330.0
選手 B	1441.0	488.0	1392.0	214.0	597.0	1971.0		952.0	541.0	1382.0	5.0	810.0	574.0	1305.0
選手 C	987.0	322.0	736.0	144.0	386.0	1537.0		640.0	341.0	1220.0	OFF	597.0	384.0	1112.0
選手 D	961.0	360.0	624.0	137.0	328.0	1220.0		581.0	340.0	1257.0	32.0	494.0	354.0	908.0
選手 E	1476.0	450.0	1177.0	121.0	485.0	1633.0		858.0	n/a	1046.0	OFF	728.0	502.0	n/a
選手 F	1050.0	401.0	845.0	171.0	438.0	1469.0		652.0	453.0	1026.0	OFF	610.0	461.0	n/a
選手 G	602.0	318.0	469.0	142.0	334.0	859.0		519.0	338.0	482.0	OFF	473.0	328.0	270.0
選手 H	590.0	306.0	805.0	118.0	358.0	834.0		607.0	361.0	770.0	6.0	459.0	355.0	n/a
選手 I														
選手 J	656.0	248.0	603.0	124.0	293.0	1032.0		542.0	292.0	708.0	OFF	443.0	278.0	345.0
選手 K	458.0	336.0	506.0	151.0	382.0	807.0		630.0	359.0	488.0	OFF	560.0	396.0	n/a
球隊的個人平均負荷值	890.6	358.4	783.5	149.2	405.0	1224.0		676.0	381.8	900.6	26.8	583.7	401.0	711.7
球隊每分鐘的平均負荷值	4.1	3.3	5.0	2.1	4.2	4.8		4.5	4.0	4.6	0.5	4.6	4.3	3.8
練習時間	4:03:43	1:48:28	3:08:19	1:09:00	1:35:50	4:15:14		2:29:45	1:39:51	4:10:15	1:23:10	2:08:08	1:32:40	3:37:11

有無比賽（OFF 表示休假）	OFF					Game16	OFF				Game17		Game18	OFF
日期	2/1/16	2/2/16	2/3/16	2/4/16	2/5/16	2/6/16	2/7/16	2/8/16	2/9/16	2/10/16	2/11/16	2/12/16	2/13/16	2/14/16
選手 A		525.0	687.0	693.0	523.0	571.0		707.0	789.0	552.0	332.0	322.0	166??	
選手 B		737.0	788.0	930.0	829.0	1327.0		931.0	888.0	753.0	1397.0	397.0	991.0	
選手 C		445.0	731.0	737.0	526.0	977.0		735.0	606.0	476.0	821.0	277.0	894.0	
選手 D		OUT	243.0	535.0	467.0	378.0		509.0	485.0	511.0	453.0	345.0	887.0	
選手 E		583.0	814.0	831.0	579.0	403.0		786.0	760.0	567.0	801.0	376.0	908.0	
選手 F		431.0	744.0	664.0	592.0	910.0		OFF	OFF	582.0	524.0	349.0	876.0	
選手 G		427.0	522.0	479.0	391.0	341.0		559.0	541.0	403.0	234.0	242.0	370.0	
選手 H		312.0	562.0	538.0	435.0	687.0		602.0	566.0	438.0	562.0	276.0	425.0	
選手 I														
選手 J		434.0	620.0	513.0	400.0	612.0		618.0	539.0	379.0	477.0	241.0	812.0	
選手 K		369.0	583.0	579.0	444.0	430.0		530.0	479.0	388.0	539.0	238.0	244.0	
球隊的個人平均負荷值		473.7	629.4	649.9	518.6	663.6		664.1	628.1	504.9	614.0	306.3	711.9	
球隊每分鐘的平均負荷值		5.8	5.7	5.3	4.4	4.8		5.3	5.1	4.5	4.1	3.5	6.5	
練習時間		1:21:27	1:49:41	2:03:51	1:43:51	2:02:12		1:59:22	1:48:35	1:45:12	2:34:32	1:32:41	2:06:12	

當時那個增加練習量的球季，最後成績與前一年完全截然不同，整體來說表現平庸。透過身體負荷的數據分析，我們開始瞭解到「過度練習導致表現下降」的真相。

「疲勞」絕對不是「感覺的問題」

這種身體負荷的檢測，是一種客觀的數據。

於是另一方面，我們針對每個選手的「疲勞感」，也就是主觀的數據，進行了調查。我們將疲勞的感覺分成十個階段，包括「練習十分嚴苛，累得喘不過氣來」、「雖然很累，但還可以繼續活動」、「練習很輕鬆，一點都不累」等，讓每一位選手在練習前和練習後做自我檢測。

接著再將這些結果，和身體負荷的客觀數據做對照和評估。

結果發現，「客觀數據的身體負荷」愈大的選手，「主觀的疲勞感」也相對較高，表示選手早在練習開始之前就已經感到疲累了。另外，**疲勞感一直沒有消除的選手，比賽時的表現也相對較差**。

根據這項調查我們得知，疲勞確實會給表現帶來負面影響，而且**「疲勞」的感覺絕對不是什麼錯覺，而是身體真正發出的求救訊號**。

我們很難將疲勞化為數據，就算透過MRI等各項檢測也看不出來。

不過可以肯定的是，疲勞是個會一步步削弱大腦和身體，甚至是能力表現的「隱形敵人」。

在某一天的練習當中，疲勞數據最高的主力選手，身體的負荷值是「931」。他自己的感覺也是累到筋疲力盡，一直到緊接著練習之後的比賽，都完全無法恢復以往的表現。

一旦疲勞不斷累積，就會影響到表現。再對照客觀的數據和主觀的「疲勞感」，這個說法很明顯地印證了「敗北」的結果。

游泳選手的困擾——心跳慢不下來

疲勞累積造成表現變差的現象，不只會發生在籃球選手的身上。

我目前所屬的泳隊當中，有一位大二的女子選手曾經跟我提到，每次練習結束之後，**「心跳總是一直慢不下來」**。

游泳是一項非常激烈的運動，尤其是專攻自由式的她，幾乎每天都會游上八千至一萬兩千公尺，因此練習時的心跳非常快。

只不過，這些選手都是體力非常好的年輕人，加上每天鍛鍊，所以一般來說，上岸之後沒多久，心跳就會恢復正常。

但是，這位選手卻表示自己「結束練習後就算經過休息，心跳還是一直慢不下來」。平時在替她進行照護時我也發現，她的肌肉的確相當緊繃，姿勢也不對。而且很明顯地，她呼吸的方式都是用頭到肩膀的部位，屬於淺層呼吸。就連練習的時候也是一樣，狀況並沒有改善。

仔細詢問之後她才表示，自己「每天都忙著念書、應付考試，非常累，幾乎都睡不著覺」。

「之前也發生過同樣狀況，在很累的狀態下進行練習，結束後心跳遲遲慢不下來，而且隔天手變得很沉重、抬不起來，完全沒辦法划水。」

「再堅持一下」變得適得其反的瞬間

為了判斷選手是否處於疲勞狀態，我平時都會透過測量選手心跳和血壓的正常值，來掌握身體的基礎值（baseline）。**當心跳或血壓高於基礎值時，便可視為是「疲勞的徵兆」**。

但雖說如此，疲勞是非常主觀的感覺，光靠這麼做還是無法正確測量。上述的女選手也坦承「其實自己根本不知道自己是不是太累了」。

不過，如果當身體真的已經累積太多疲累，在這種狀態下繼續練習，就會陷入「產生疲勞感→表現變差→累積更多疲勞……」的「疲勞惡性循環」當中。

於是我建議她，應當將「心跳慢不下來」和「手抬不起來」的症狀視為是疲勞的徵兆，開始接受運動醫學中心的照護。

這名游泳選手的症狀是「心跳一直慢不下來」，不過，**疲勞的徵兆其實因人**

而異。有些人會喘不過氣來，有些人會頭痛或身體僵硬、耳鳴等，甚至也有人只是覺得「很累」。

疲勞很麻煩的是，一旦沒有明顯的症狀，就「很容易被忽略」。如果忽略疲勞，就算再怎麼努力，也不一定會有結果。不，恐怕多數下場都是無法發揮「自己完全」的實力，最後得到與努力不符的結果。

後續內容會再提到如何判斷「疲勞的徵兆」，不過要想打造不會疲累的身體，最重要的還是**「絕對不要小看疲勞」的態度**。

先發投手「投沒幾局球速就變弱」的苦惱

疲勞總是以各種形式困擾著許多選手。

曾有一位被視為將來有潛力進入大聯盟的左投先發投手，跟我提到關於他自己的「疲勞」。

在美國的棒球界當中，考量到選手的身體負荷，一般都不太會讓先發投手一個人投完整場九局，大部分都是以「投完六局，用掉約一百球，失分三分以下」的優質先發為目標而站上投手丘。

這位左投投手表示：**「一旦身體累積太多疲勞，首先會感覺到髖關節的行動變得不靈活，重量轉移變得很遲鈍，連帶影響到上半身無法順利旋轉，手臂也因此沒辦法轉動，投沒幾局球速就愈來愈慢。差不多投完三局左右，球速就明顯變弱了。」**

相反地，不累的時候，「重心不會歪掉，手臂可以正常投球，能夠確實投完約一百球」。

具備大聯盟潛力的優秀選手通常經驗都很豐富，對於「自己差不多可以保持體力投完幾球」的自我標準相當清楚。

然而，「疲勞」卻能一舉瓦解這個標準，可見它確實是個會嚴重影響表現的棘手敵人。

判斷「身體疲勞」的四大條件

客觀檢視「自我疲勞感」的四大標準

重視「疲勞感」固然重要，但除此之外，為了掌握預防和消除疲勞的重點，我也希望大家在某種程度上，必須知道如何正確判斷自己「從客觀角度來看」是否處於疲累的狀態。

這種時候，不妨可以透過以下的四個條件來檢測。只要符合其中一項，就可以認定處於「身體疲勞」的狀態。

①「心跳」異於正常值

不只是泳隊，史丹佛大學的所有選手，都必須固定在「平靜時、練習前、練習後」等三個時間點接受心跳測量，與基礎值做比較。

舉例來說，游泳選手平靜時的基礎心跳差不多是每分鐘五十至六十下。若是非運動員的一般人，差不多是**七十至八十下左右**吧。

心跳很容易就能測得，所以如果真心想讓自己成為「不會疲累的身體」，不妨對**自己平靜時的基礎心跳**有基本的掌握。

首先測量不覺得疲累時的心跳，將「食指和中指」放在另一手手腕內側可以感覺到脈搏跳動的地方。以手機等計時十五秒，數數看心跳跳了幾下。將得到的數字乘上四倍，就是「約一分鐘的心跳數」，也就是自己的「基礎心跳」。

運動後心跳加速是正常的，但如果停止運動後心跳仍然慢不下來，或是平靜時的心跳大於基礎心跳，甚至是相反地比基礎心跳慢等，和基礎心跳差距太大時，都可以視為「疲勞」或「身體容易疲累」。

②「在不同往常的時間點」睡著

睡眠時間太短，或是**早上起床覺得腦袋昏沉沉的**……這些很明顯地都是「疲勞的徵兆」。睡眠不足會導致人處於類似腦震盪的狀態，這時候立刻就可以判斷大腦和身體正在發出警訊。

另外，不分平日假日，**假使睡眠時數時長時短、起床時間不規律，都會導致副交感神經失調**。

副交感神經的作用是負責在睡眠時「修復大腦和身體的疲勞」，是休息時不可或缺的神經。所以睡眠不規律，很有可能就會造成疲勞無法消除，或是疲勞累積的現象。

奧運水準的選手都有一個共通點是，他們都有**「即使是假日，也盡量保持和練習日固定的時間睡覺和起床」**的習慣。

他們平日就確實執行「預防疲勞」和「消除疲勞」的方法，也從經驗中認知到**「睡眠不規律的可怕，即便是再好的方法，也會功虧一簣」**。

不管從哪個角度來說，「不睡覺」等於是讓自己無法徹底擺脫「疲勞」、處於

「恢復不完全」的狀態。

③「腰」痛

美國也好，日本也好，現在都是世界聞名的「高壓（緊張）社會」。

在這樣的環境影響下，肌肉經常因為緊張而「僵硬、緊繃」的人也格外地多。

腰部反弓（骨盆前傾）的人，腰部的肌肉一直都是處於緊繃收縮的狀態。有些人是因為小腹凸出而造成腰部彎曲，但也有很多人是因為肩膀前傾、背部蜷縮（也就是駝背），因此造成腰部呈現彎曲。

這是因為**大腦會隨時保持身體的平衡，所以當肩膀的重心向前傾時，中樞神經自然會對腰部做出向後彎的指令，以配合肩膀的重心**。只不過，透過前傾的肩膀和向後彎的腰部維持平衡的只有上半身，以全身來說，其實是處於不平衡的狀態。

長期一直呈現這種不平衡的姿勢，會對身體持續造成傷害。覺得自己有骨盆前傾、駝背傾向的人，最好要有所自覺，「疲勞的身體」指的說不定就是你。此外，

高跟鞋也是造成腰部反弓的因素之一，喜歡穿高跟鞋的人一定要多加留意自己的姿勢。

正因為腰部是「身體之鑰」，所以不只是肩膀，身體所有部位的不平衡，全都是由腰部來承擔。「閃到腰、腰痛」的時候，就要知道問題不只是腰部疲勞造成，**很多時候是因為身體多個部位長時間承受傷害所導致**。

「只覺得腰痛，不覺得累」，這種人應該非常少。各位不妨可以把腰痛視為是「疲勞的徵兆」。

④「呼吸的部位」不對

習慣只用胸腔淺層呼吸的人，很容易因為以下兩種狀況而感到疲累。

第一是**氧氣不足引發的疲勞**。

胸式呼吸無法有效率地吸入氧氣，很有可能會造成氧氣無法傳送到大腦和身體

（肌肉、細胞）。一旦如此，大腦和肌肉便無法自由運作，因此容易引發「腦袋昏沉沉」、「肌肉僵硬」的症狀。

第二種狀況是**「姿勢歪斜」引發的疲勞**。

習慣胸式呼吸的人，身體深處「用來支撐身體的肌肉（核心肌群）」長時間一直都沒有活動到。

要想打造正確的姿勢，必須確實穩固身體的中心（體幹和脊柱）。但如果光靠胸腔來呼吸，沒有做到完全鼓起腹部，體幹和脊柱就無法獲得支撐而穩固。

以比喻來說，胸式呼吸、「身體中心」搖擺不定的狀態，就像「柱子搖搖欲墜的房子」。這時候就算有再多牆壁和屋頂，最終一定會倒下。

人體也是一樣，「柱子」一旦不穩，無論手腳、腰部或頸部做再多鍛鍊，身體也無法正常活動。身體中心失去平衡，全身就會像骨牌效應般失去平衡，連帶使得中樞神經的指令無法順利傳達，導致身體一直以錯誤的方式在活動，引發疲勞和受傷發生。

這麼一來，只會不斷給身體帶來傷害……**這簡直就是造成「容易疲累的身體」一步步定型的「負面連鎖反應」**。

反過來說，**「不會疲累的身體」重點就在於呼吸**。

如果胸式呼吸不好，什麼才是最好的呢？事實上，答案正是接下來我要告訴各位的**打造「不會疲累的身體」的基本方法——「IAP呼吸法」**。

藉由改用這種呼吸法，**可以提高腹內壓，透過這股壓力的支撐來穩固身體的中心（體幹和脊柱）**。如此一來，中樞神經便能順利傳達指令，減少不必要的活動和肌肉負荷，使身體不再容易感到疲累。

針對「IAP呼吸法」，第1章會有詳細說明。不過首先請大家檢視自己平時是不是都靠胸腔來做淺層呼吸。

「呼吸部位」正確與錯誤的人

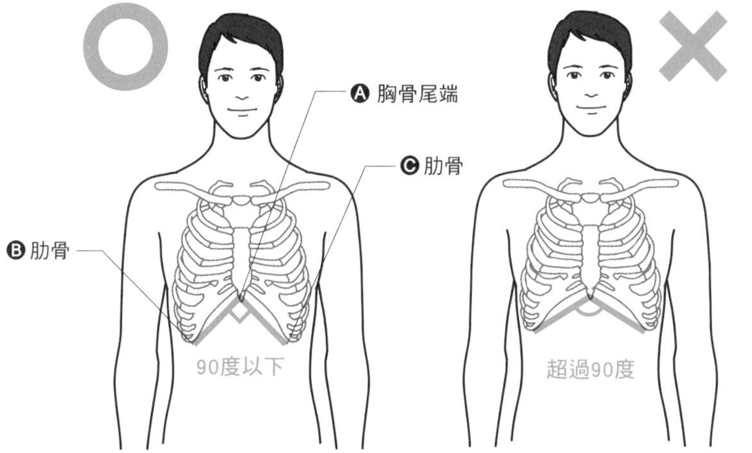

! 線AB與線AC所構成的角度如果大於90度，就可能是「胸式呼吸」。

自己的呼吸其實不容易察覺，大家可以先找出胸腔正中間的胸骨尾端的位置，接著將右邊的肋骨和胸骨尾端連成一直線。左側肋骨也是同樣方法。

這三個位置所構成的角度如果大於九十度，表示平時是用胸腔在呼吸，很容易引發疲勞。這類型的人不妨可以改變方式，透過本書介紹的方法來打造「不容易疲累的身體」（透過實踐「IAP呼吸法」，這個過度張開的角度也能調整到理想的九十度以下）。

改變自我的「零疲勞」計畫

打破金牌紀錄的選手口中的「零疲勞」效果

當我們把「IAP呼吸法」實際套用到選手的照護上之後，很多選手都反映**「變得比較不容易累」**、**「就算會累，也不會持續太久」**。甚至還有人表示「身體反應比以前更好，成績也變好了！」。

史丹佛大學女子泳隊的選手之一艾拉·伊絲汀（Ella Eastin），也是藉由IAP呼吸法來實現「抗疲勞」和「高績效」的其中一人。

她在二〇一八年NCAA全國女子游泳錦標賽中，在四百碼個人混合式項目中打敗了奧運金牌得主凱蒂·萊德琪，包括其他出賽的四個項目，總共奪得五面金牌（其中兩項創下全美最新紀錄），成為年度最佳選手、女子泳壇的新星。

她在預防疲勞和受傷方面所下的工夫，沒有任何一位選手比得上。

她曾經向我提到關於ＩＡＰ呼吸法預防疲勞的效果：

「用IAP呼吸法來呼吸，可以感覺到身體的重心非常穩，身體和水面可以保持平行，不會出現游泳選手常有的『腰部反弓』，因此在整個賽季中腰部的狀況都非常好，連帶也反映在成績上。」

以「預防醫學」的方法擊退疲勞

積極性的「預防疲勞」方法，可以激發出連世界之后都能擊敗的驚人表現。我是這麼認為的。

伊絲汀所採取的方法是「從一開始就預防疲勞的產生，使身體不容易累積傷害」。

比起感冒之後再吃藥，一開始就避免咳嗽引發感冒。

比起蛀牙之後接受治療，平時就養成刷牙的習慣，預防蛀牙。

比起生病之後接受手術，不如改變飲食習慣，讓自己不要生病。

將這些我們平時理所當然會做的疾病和蛀牙的預防，也套用在疲勞的問題上。總是被疲勞纏身的現今社會，不正是這麼做的最好時機嗎？

既然如此，關於預防疲勞、打造「不會疲累的身體」，具體來說，答案全部可以在史丹佛選手採取的預防疲勞與傷害的世界最新理論——「IAP」當中找到。

一切的關鍵就在於**「橫膈膜」和「腹內壓」**。

將「IAP」理論納入疲勞消除的計畫中之後，過去運動員避免不了的「受傷」情況減少了，尤其很明顯地，**泳隊選手的腰痛從每年「七件」，減少到只剩「一件」**。

「IAP究竟指的是什麼？」、「要怎麼把這套理論放進日常生活中，打造不會疲累的身體呢？」接下來就讓我們來看看理論和實踐方法吧。

1 章

世界最新的「IAP」預防疲勞法

——提高「腹內壓」，完全阻隔傷害

史丹佛大學運動醫學中心的「疲勞對策」

跨越競技極限的疲勞消除理論「IAP」

史丹佛大學的訓練中心裡有各種設備，除了健身腳踏車和槓鈴等訓練器材以外，還有專門研發用來訓練太空人的重力控制裝置，以及NASA研究室自創，可邊練習邊冰敷肌肉的特殊機器。伸展與緩和的空間也十分寬敞，設備之齊全，簡直不像是大學的運動訓練中心。

在訓練中心的最後方，就是防護員的照護室。這裡隨時都有二十三名員工待命，另外還配有二十四張供選手進行治療和復健的診療床，以及治療用的冷水浴缸和熱水浴缸，是個軟硬體相當完備的「疲勞消除空間」。

在這個照護室裡所進行的照護非常多元。

「腰有點閃到」的選手，和「比賽時跌得太厲害而受傷」的選手，在照護方法上並不一樣。除此之外有時也會有不同層面的需求，例如「希望可以在比賽前針對一直在意的肩膀活動做進一步的檢查」。

游泳選手和美式足球選手就連使用的肌肉和疲勞的表現也都不一樣，甚至男女之間也有差別。

面對這些不同狀況，我們會嘗試以按摩、伸展、針灸、電熱療法等各種方法來處理，但**一定都會採取、同時也是本書最重要的主題，那就是「IAP呼吸法」**。

無論是有點累的選手、因傷復健的選手，或者是長期有慢性疼痛的選手，一定都會透過IAP呼吸法來同時進行照護。

雖然以治療受傷來說，「IAP呼吸法」並非萬能。但是在舒緩僵硬、消除疲勞，或是伸展受傷萎縮的肌肉等方面，照護搭配「IAP呼吸法」同時並用，效果的確非常好。

吐氣時肚子「不要往內縮」

「ＩＡＰ」是「Intra Abdominal Pressure」的縮寫，指的是**「腹內壓」**的意思。

人的腹部有個叫做「腹腔」的空間，裡頭有包含胃和肝臟等內臟。腹腔裡的壓力，就是「ＩＡＰ」。「ＩＡＰ升高（提高）」，指的是肺部吸入大量空氣，使腹腔上方的橫膈膜下降，以這種壓迫的方式壓縮腹腔，使腹內壓升高，形成一股往外推的力量。

ＩＡＰ呼吸法是**一種無論吸氣或吐氣時，都以提升腹內壓的方式來強化腹部周圍的呼吸法**。特色是**吐氣時一樣要保持鼓起腹部**。

基於方便理解，我通常會稱之為「腹內壓呼吸」。

以人體構造來說，「鼓起腹部」比較不會累

每次我在說明「腹內壓呼吸」時，經常會被誤以為是「腹式呼吸」。

雖然只是一兩個字之差，但兩者的呼吸方式卻是天壤之別。其中最大的差異就在於吐氣時腹部「往內縮」還是「不要往內縮」。

鼓起腹部，體內自然會產生「壓力」

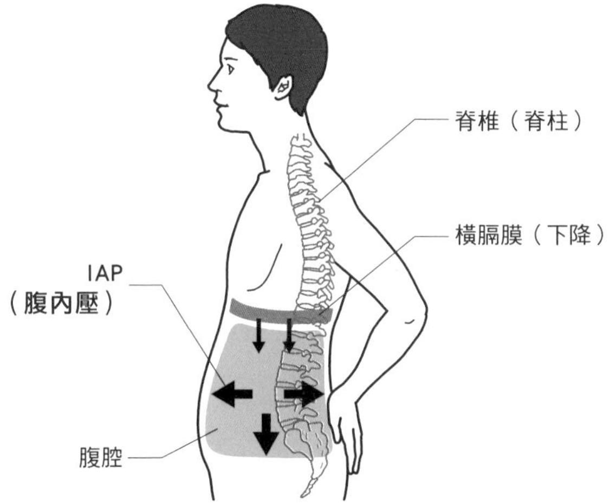

IAP提高，「體幹（身體除了頭部和手腳以外的部分）」和「脊柱」等所謂「身體的中心」就能靠壓力支撐而保持端正。

以腹式呼吸來說，「吐氣的同時肚子要往內縮（降低IAP）」。**腹內壓呼吸卻正好相反，肚子不能往內縮，就連吐氣時也必須注意肚子裡要有一股向外推的壓力（＝維持高IAP），使腹部周圍保持「僵硬」**。

高腹內壓可以使身體的軸心，也就是所謂的「身體中心」受到支撐而穩定，保持端正的姿勢。

像這樣維持身體中心端正，中樞神經的指令傳達就會變得更順暢，身體各部位和腦神經能夠有效連結，減少身體多餘的負荷。這就是「腹內壓呼吸」的原理。

關於「將肚子往內縮」的腹式呼吸，在九〇年代非常受到運動教練的推崇。不過在我二十幾年來的職業生涯當中，從未採用過這種方法，就連在史丹佛大學的十六年間，所屬的單位也從來沒有推崇過這種呼吸法。

在實現預防受傷、打造能夠避免包括疲勞在內的所有傷害的身體上，真正有效的方法只有「吐氣時同樣保持腹部鼓起的『ＩＡＰ呼吸法』」。

由於本書旨在傳達在運動醫學上具有實際成效的方法，因此以下內容將只針對「ＩＡＰ呼吸法」來介紹。

高ＩＡＰ可以讓身體不再消耗「多餘的體力」

落實「ＩＡＰ呼吸法」可以得到以下幾個成效：

- 藉由提高腹內壓，使身體中心（體幹和脊柱）保持穩定。
- 體幹和脊柱穩定，身體姿勢就能端正。

● 姿勢端正，中樞神經和身體之間的傳遞便能順暢。

● 中樞神經和身體之間的傳遞順暢，身體就能呈現「最佳姿態」（身體各部位確實處於原本應該的位置。）

● 身體呈現「最佳姿態」，就能減少不必要的動作。

● 不必要的動作減少了，身體的表現水準便能獲得提升，達到預防疲勞和受傷的目的。

史丹佛大學運動醫學中心所採取的，正是激發這種正面循環的方法。

只要反覆進行本書所介紹的ＩＡＰ呼吸法，大腦會牢牢記住身體中心穩定的正確姿勢。

假設身體因為疲勞而亂了最佳姿勢，只要透過ＩＡＰ呼吸法，就能再度穩定身體中心，很快就重新找回正確姿勢的「最佳姿態」。

由此可知，**身體平衡是關係著疲勞的重要因素**。

反過來也就是說，如果身體長期處於姿勢歪斜、「用腰部肌肉來代替肩膀工作」的狀態，就連一些簡單的動作，都會給身體帶來多餘的負荷。長期下來就會變成「容易疲累的身體」，隨時都在消耗浪費有限的體力。

活動「肺部下方肌肉」

「透過實踐ＩＡＰ呼吸法來端正姿態，使身體正確活動，達到不容易疲累的目的。」這方法其實很簡單。

真正讓人困擾的是，這簡單的方法，做起來卻非常困難。

頂尖的運動員或音樂家當然可以很輕鬆地做到腹內壓呼吸，但忙碌或高壓的一般人，很容易在沒有自覺的情況下只用胸腔來呼吸。

「既然這樣，只要改用那個什麼腹內壓呼吸不就得了。」或許有人會這麼想。不過就算告訴你「請用肚子來呼吸」，幾乎沒有人可以馬上就做到。

事實上，把腹內壓呼吸變成自然而然的呼吸方法非常困難，一開始都必須經過

提升IAP的關鍵肌——「橫膈膜」的位置

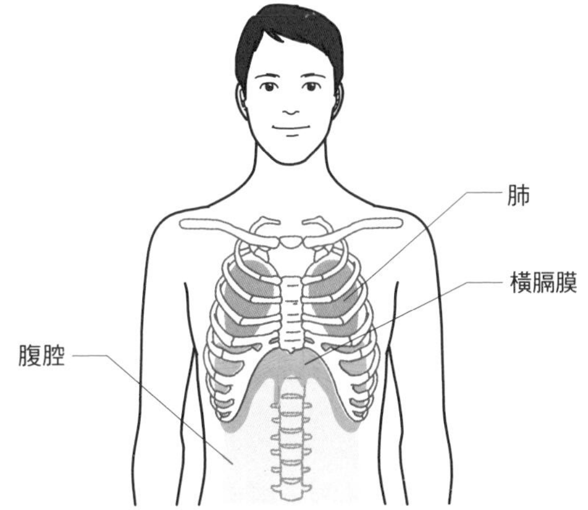

橫膈膜的位置就包覆在肋骨內，上方是肺部，
下方為腹腔（容納肝臟和腸胃等內臟的空間）。

練習。

所謂的練習，正是IAP呼吸法的意義所在。

以本書的定義來說，「腹內壓＝IAP」，「提升腹內壓的呼吸＝腹內壓呼吸」，「學會腹內壓呼吸的練習＝IAP呼吸法」。

雖說身體姿勢很重要，但每個人的身體使用肌肉的方式各有不同，骨骼也不一樣，再加上生活習慣的影響，幾乎每個人的姿勢都是呈現歪斜，甚至早就忘了什麼才是正確的姿勢。

因此，要想學會腹內壓呼吸，就必須先做到IAP呼吸法。等到可以自然而然保持「高腹內壓」的狀態，身體姿勢也會愈來愈端正。

說到要「練習呼吸」，大家一時之間可能無法理解。不過，正因為呼吸是下意識的行為，所以大家很容易會有「習慣的方式」。

假使不刻意改變，永遠都只會靠胸腔來做淺層呼吸。繼續用胸腔呼吸，姿勢永遠都是歪斜的狀態。**長期用不端正的姿勢呼吸，身體自然容易疲累**。

要想學會IAP呼吸法，就要先從**橫膈膜**下手。

橫膈膜是關乎呼吸的肌肉，如同上頁插圖圍繞在肋骨之下。

橫膈膜是「IAP呼吸法」最重要的部位，也是預防疲勞的關鍵所在。

「橫膈膜的可動力」非常重要

只用胸腔做淺層呼吸，不太會活動到肺部下方的橫膈膜，造成原本應該上下活

降低横膈膜，重新找回原本「會動的横膈膜」

胸式呼吸

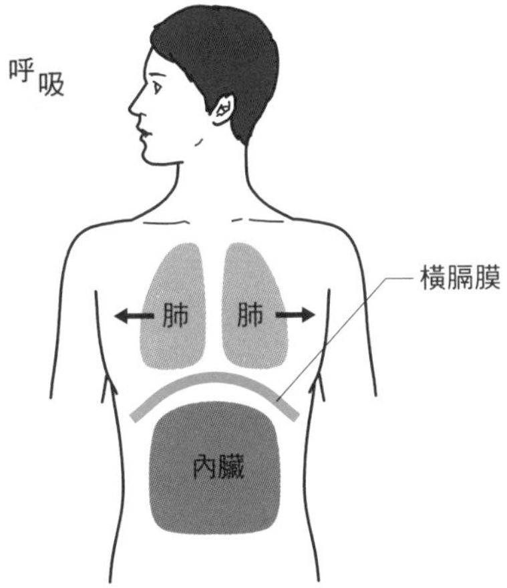

腹內壓呼吸

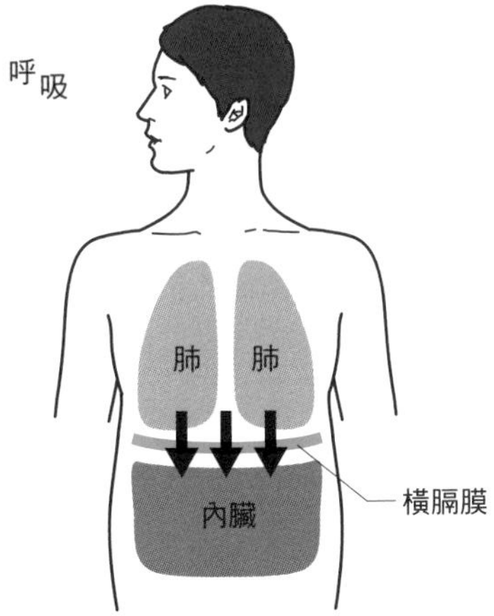

保持横膈膜下降的狀態下吐氣，
秘訣就在於「保持腹部膨脹」和「肩膀不要往上提」

動的橫膈膜變得不靈活。

這麼一來，身體會變得更難對腹部施以壓力，造成身體漸漸蜷縮，姿勢變差，中樞神經的指令也很難傳達到身體各部位，導致身體愈來愈容易疲累。

相反地，吸氣時如果能夠確實地使橫膈膜下降，腹腔便會受到來自上方的壓迫而形成一股往外推的壓力。

降低橫膈膜的同時大口吸氣，然後在保持腹部膨脹的狀態（保持壓力）下吐氣，就是「腹內壓呼吸」。

降低橫膈膜使腹腔產生壓力的結果，會造成腹部向外膨脹，體幹周圍的肌肉三百六十度完全獲得伸展。這會使得腹部變大、變硬。

不僅如此，「腹內壓」一旦產生，相對地向內壓的「腹部外側的肌力」也會發生作用。**這兩股力量自然能牢牢穩定身體的中心（體幹和脊柱），使姿勢端正**。

這也就是藉由提高ＩＡＰ來「穩固身體中心和基礎」的作用。

各位或許會覺得要做到「刻意降低橫膈膜」、「保持腹部膨脹的狀態下吐氣」很難。不過只要依照以下的步驟練習，應該就能抓到感覺。

實踐調整身體平衡的「IAP呼吸法」

接下來就讓我們實際來試試降低橫膈膜、保持腹部膨脹的狀態吐氣的「ＩＡＰ呼吸法」吧。

各位可以先坐著練習，試著掌握保持腹部膨脹的狀態吐氣的感覺。

開始之前

- 肌肉盡量放鬆，不要用力。
- 絕對不要勉強自己，中途若感到身體不適便中斷練習，待狀態恢復後再繼續。
- 為了達到預防疲勞的目的，「每天最少練習一次」。

3

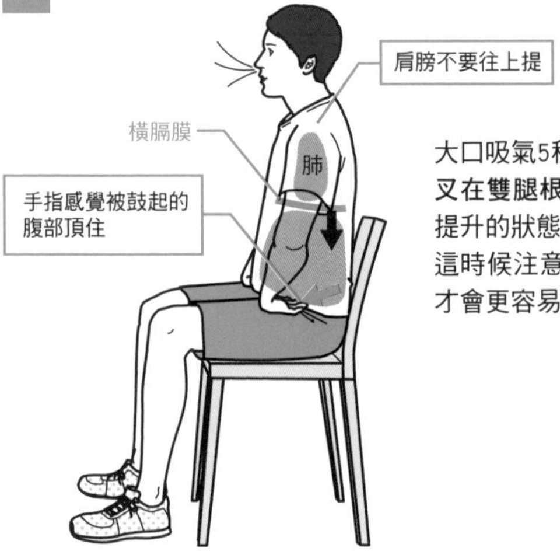

大口吸氣5秒鐘，**慢慢鼓起腹部，頂住叉在雙腿根部的手指**。這就是腹內壓提升的狀態。
這時候注意肩膀不要往上提，橫膈膜才會更容易往下降。

4

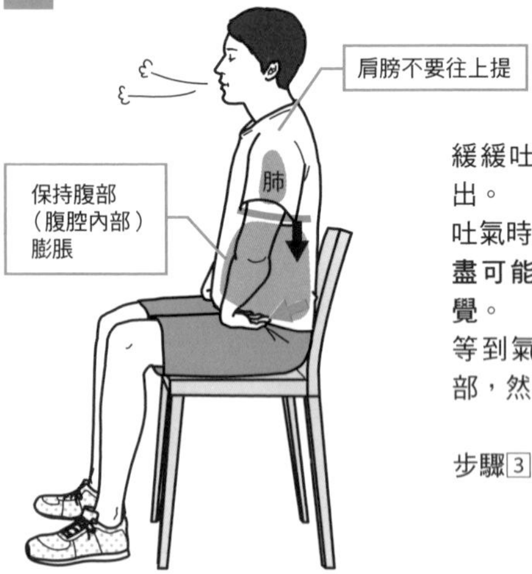

緩緩吐氣5～7秒，將吸飽的空氣吐出。
吐氣時的重點在於不要放掉腹內壓，**盡可能保持腹部鼓起頂住手指的感覺**。
等到氣完全吐出之後，暫時放鬆腹部，然後回到步驟3的動作。

步驟3和4要反覆5次才算完成。

步驟3和4
要反覆5次

「IAP呼吸法」實踐步驟——保持腹部膨脹的狀態來呼吸吧！

1

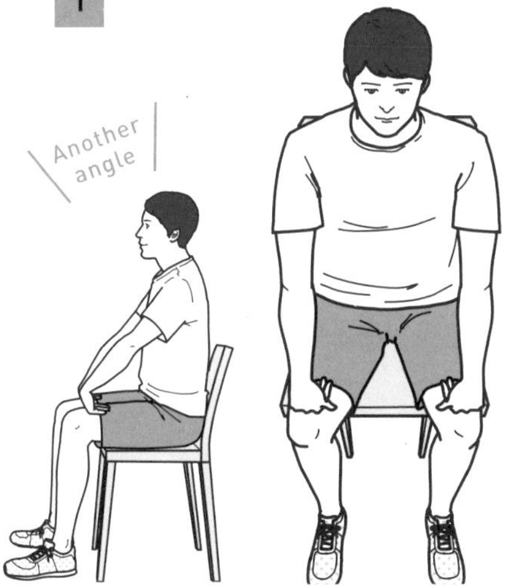

放輕鬆坐在椅子上，耳朵和肩膀呈一直線。
腹部與大腿呈90度，膝蓋內側（大腿內側和小腿）同樣也保持90度。
雙手置於膝蓋上，手掌朝上，指尖（食指、中指、無名指）朝腹部方向。

2

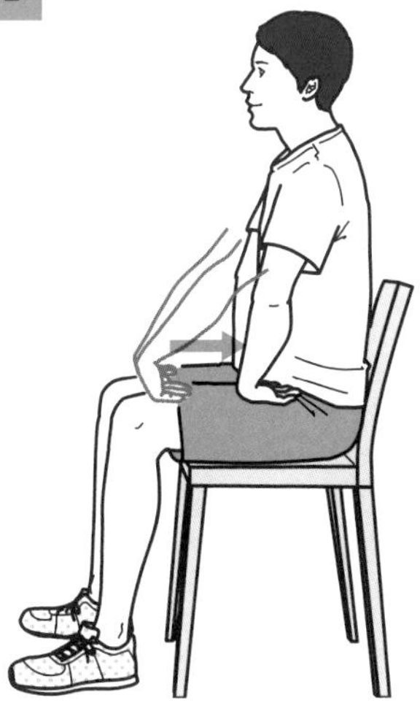

雙手慢慢滑動，指尖朝雙腿根部的鼠蹊部輕輕插入。

以上步驟所需的時間大約只有一分鐘，就算再怎麼忙碌，也可以很輕易地利用早晚的時間來練習。

一開始可以先將指尖插入雙腿根部來練習，抓住「保持腹內壓升高的狀態吐氣」的感覺。

習慣之後就可以拿掉手部的動作，等到可以站著做到之後，就可以將「IAP呼吸法」落實到日常生活中，盡量改用提高腹內壓的方式來呼吸。

一天三萬次的呼吸，你要用會累的方式？還是不會累的方式？

IAP呼吸法不但簡單，也是一種可以預防和消除疲勞的有效方法。因為「呼吸」在整個身體活動當中，無論是「次數」或「內容」，都具備非常重要的因素。

人平均**每分鐘呼吸十二至二十次**。

一分鐘呼吸十二次，一天下來就是一萬七千兩百八十次。

一分鐘呼吸二十次，一天下來就是兩萬八千八百次。

雖然呼吸是下意識的行為，次數卻不容小覷。

大家常說「人體是由吃下的東西所組成」，想打造不會疲累的身體，飲食也非常重要。但人就算好幾天不吃東西，短時間內還是可以活下去。

睡眠也和清醒的時間同樣重要，加上睡眠不足會引發疲勞，導致大腦呈現類似腦震盪的狀態，十分危險。但就算一天沒有睡覺，也還不至於會危害到生命。

然而，**人只要不呼吸，大約五分鐘就一定會死亡**。

反過來說，生命不可或缺、卻無意識發生的呼吸，假使藉由刻意採取ＩＡＰ呼吸法，改用腹內壓來呼吸，身體將有機會獲得極大的轉變。

想學會ＩＡＰ呼吸法——無論是吸氣或吐氣，總之就是一直保持腹部鼓起的狀態。各位可以慢慢開始找機會練習刻意「鼓起腹部」。

正確地「控制身體」，避免疲勞產生

「更有效率地」活動身體

當初我們之所以開始在運動醫學中採用ＩＡＰ呼吸法，其實是因為某些想法的轉變。

一般來說，疲勞原本應當是在睡眠時獲得消除，透過睡眠仍無法消除的疲勞，就交由防護員等專家來照護。

換言之，疲勞是我們防護員負責「應對處理的問題」。

不過，假設疲勞可以藉由選手個人的「控制」，而達到「預防」的效果呢？

如果不再是抱著「會累很正常」的被動心態，而是懂得在活動中避免疲勞產生呢？

如果可以做到這樣，我們防護員除了「傷害照護」的對症治療之外，就可以撥出更多時間來進行更積極的「提升選手表現的體能訓練」。

此外，我們也認為，如果有辦法在一開始就避免疲勞產生，就連選手們最怕遇到的狀況——受傷，也能達到預防的效果。

另一方面，在一九九〇年代末期，運動醫學界開始把焦點放在**「功能性訓練」**（Functional Training）上。所謂功能性訓練，指的是「在競賽活動中，適合自己身體狀況的更有效訓練」。

這個想法給了我們一個靈感。

假設我們讓選手採取這種適合個人身體狀況、有效且省略多餘動作的功能性訓練，不只可以在某種程度控制疲勞產生，運動中也能多少避免傷害。以結果來說，應該可以將運動時的疲勞減至最低。

功能性訓練的方法是根據不同競技，進行適合自己的練習。

那麼，是否有跨越競技限制，**適用於每一個人的「有效最佳身體活動方法」**呢？

就在思考這個問題的時候，我們發現了「ＩＡＰ」理論。

游完「一萬兩千公尺」也不會累

ＩＡＰ是捷克物理治療師巴柏・科勒博士（Pavel Kolar）所提倡的「ＤＮＳ」（Dynamic Neuromuscular Stabilization，動態神經肌肉穩定術）理論中，最受注目的重點。「ＤＮＳ」是一套「將焦點放在神經而非肌肉上的身體機能理論」。

捷克有一所「布拉格學院」（Prague School），是二十世紀復健醫學界相當重要的神經學家和醫師所共同創立。這個歷史悠久的運動醫學專業組織，為許多運動防護員、物理治療師和神經學醫師帶來具大的影響。

布拉格學院自創立以來便十分重視ＩＡＰ，因為**每個人在嬰兒時期，都是「靠腹內壓來呼吸」**。

人在嬰兒時期透過腹內壓呼吸，身體漸漸開始穩定，接著脖子變硬，睡覺會翻身，最後學會站立。

這儼然就是「大家所共同具備，身體中心穩定、中樞神經完美連結身體各部位的最佳有效身體活動方法」。而將這套身體活動方法轉化成ＩＡＰ呼吸法這種科學方法的人，正是科勒博士。

我在捷克學習完科勒博士這套體系化的方法之後，回到史丹佛大學，馬上應用在選手的受傷與疲勞的預防上。ＩＡＰ理論如今雖然受到重視，不過當時並沒有人真正將它運用在運動員身上。

採取這套方法之後，每天游泳八千至一萬兩千公尺的長距離游泳選手表示，

「比起以前，隔天比較不會累」、「身體變得比較穩，划手也變得更輕鬆了。」

有了這些正面的回應，我們決定不分項目，整個運動醫學中心全面採用ＩＡＰ呼吸法。現在，無論是在「選手的體能訓練」或「預防受傷／傷害的復原」上，ＩＡＰ呼吸法都是不可或缺的方法。

修正大腦和身體的「不一致」

史丹佛大學運動醫學中心在導入ＩＡＰ呼吸法之前，選手中就有人是「下意識地以腹內壓來呼吸」。**這些選手無一例外地都擁有非常好的記憶力。**

頂尖運動員會透過大量的反覆練習，無意識間會記住「該競技正確的身體活動方法」。

以棒球選手來說，身體會記住「投球時肩膀要這樣動、腰要這樣轉」等一連串流暢的動作。

換成是游泳選手，無論是「快速游泳時手臂往上抬的方法」或「頭的位置」，永遠都保持固定，隨時隨地都以不變的完美姿勢來游泳。

這意味著大腦（中樞神經）將最佳動作的指令傳達至脊髓，接著又確實傳達至肌肉和關節。但其實不是這麼簡單而已。

肌肉和關節中有個叫做**「本體感受器」**（proprioceptor）的組織，負責將當下關節和肌肉的位置及活動速度等情報，回傳給大腦（中樞神經）。

以比喻來說就是，身為「第一線員工」的身體各部位，會透過本體感受器這種「傳達途徑」，向身為「老闆」的大腦（中樞神經）報告第一線的狀況。

只有當「老闆」的命令和「第一線」的狀況相吻合，才有辦法發揮最佳表現。這個道理只要是上班族，每個人都知道。

反過來說，即便老闆再怎麼下命令「縮起肩膀」，如果第一線的關節回報「抱歉，現在的狀況無法縮起肩膀！」，動作就會變得不協調。

這時候，身體其他部位就會出手協助，做出不自然的勉強動作。結果就是引發疲勞或受傷，導致身體愈來愈累。

啟動身體「不會疲累的循環」

愈是頂尖的運動員，「老闆」的命令和「第一線」的狀況會愈一致。

因為他們懂得用腹內壓呼吸，體幹和脊柱確實受到壓力的支撐，因此包含手腳在內的整個身體都會呈現該競技最佳的姿勢。也就是毫無偏差的最佳姿勢。

假設身體這個連接「第一線」的傳遞途徑處於正確的狀態，「第一線」就能正確接收到大腦（中樞神經）這個「老闆」發出的「縮起肩膀」的命令，不慌不忙地迅速做出動作。

不僅如此，如果傳遞途徑完整，本體感受器也能對「老闆」做出「縮起肩膀時，從這個角度和這個位置，可以精準地打到球！」的回報。接收到回報的「老闆」於是便能將這個感覺轉化成固定的動作記下來。

一旦像這樣，肌肉發出的回報能夠順利傳達至中樞神經，運動員就能更正確地活動身體，動作也會更流暢。不但表現提升，不必要的動作也大幅減少，變得愈來愈不容易疲累。

頂尖運動員可以很輕鬆地做到這一點，而**我們一般人只要透過ＩＡＰ呼吸法，**

有意識地提高腹內壓，穩定身體中心，使中樞神經的指令能夠確實傳達至身體各部位，也能達到一樣的效果。

就讓我們一起藉由ＩＡＰ呼吸法來提高腹內壓，牢牢穩固身體中心，回到正確的姿勢。

接著再進一步打造肌肉和回報功能正常、動作流暢的「不會疲累的身體」。

伸展緊縮的肌肉，重新找回「原本不會疲累的姿勢」

「高個子」和「矮個子」，哪一個比較不會累？

以結論來說，「維持人天生的正確姿勢比較不會累」。不過，要做到隨時隨地注意無形的「腹內壓」，一開始的確很難。

概略來說，「符合人體構造的正確姿勢」究竟是什麼呢？

這個問題的答案定義分歧，包括「從側面看脊椎呈明顯S形」等。用一個較容易理解的標準來說，我認為應該是**「讓自己變成高個子」**。

這句話的意思並不是說「一百八十公分的人比一百五十五公分的人姿勢更標準」，或是「天生長得高比較佔優勢」。如果是這樣，事實就變成大人比小孩、男性比女性更不容易感到疲累了。

這裡所說的「高個子」，指的是**看起來比實際身高還要高**。

「高個子」通常會具備以下幾個特徵，並且隨時保持：

① 不要駝背

② 腰不要反弓

③ 肌肉不要緊繃

若想呈現身體的最佳姿勢，就要隨時隨地留意將自己的背部拉高。如果可以同時再透過ＩＡＰ呼吸法穩定身體中心，維持支撐住「拉高的身高」，就無可挑剔了。

不自覺地反覆「縮小身體」

每當我提到牢牢穩定身體中心的「體幹和脊柱」，一定會有人問：

「那麼做『肌肉訓練』就行了吧？」

「做『核心訓練』是不是比ＩＡＰ呼吸法更有效？」

以結論來說，**只靠肌肉訓練或核心訓練，並無法達到穩定身體中心、調整身體部位最佳姿態的效果**。

這是因為**包括「核心訓練」在內的多數肌肉訓練，都是屬於收縮肌肉的訓練**。

想靠收縮的肌肉讓身高看起來更高，簡直不可能。這個道理就像緊實的飯糰和鬆散的飯糰相比，雖然米飯的分量一樣，緊實的飯糰看起來就是比較小。

肌肉訓練是一種收縮腹部肌肉，使其變得結實的訓練方法。

由於只用到肌肉向內收縮的力量，所以腹部會變小。以比喻來說，做完肌肉訓

IAP上升時的「腹部剖面圖」

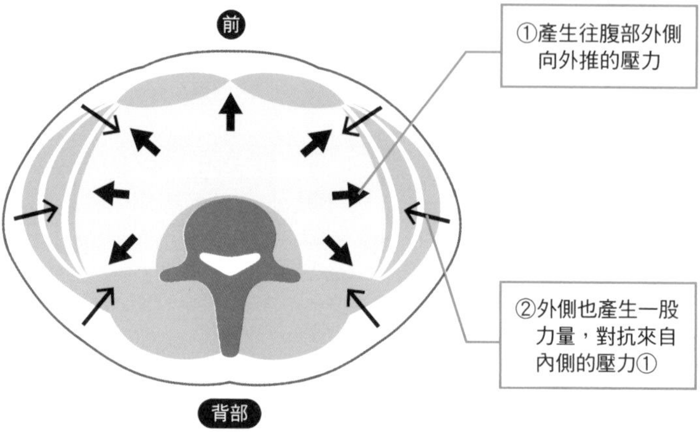
前
①產生往腹部外側向外推的壓力
②外側也產生一股力量，對抗來自內側的壓力①
背部

透過IAP呼吸法，腹部就能獲得來自「內外兩側」的鍛鍊！

練的腹部，就跟「外層炸衣紮實，內餡空洞的可樂餅」是一樣的。

相對地，若是採取ＩＡＰ呼吸法，朝內的箭頭和朝外的箭頭就會像上圖這樣同時發生作用。

讓我們再回頭複習一次「腹內壓呼吸」的原理。透過降低橫膈膜（以由上方壓迫的方式）壓縮腹部，藉以產生腹內壓。這麼一來，腹部就會膨脹（朝外的箭頭）。

在腹部因為壓力而膨脹時吐氣。這時候換腹部肌肉開始向內收縮（朝內的箭頭），以抵抗膨脹的壓力。

像這樣藉由朝外的箭頭和朝內的箭頭兩者共同作用，便能達到**以雙向力量牢牢穩定身體中心**的效果。高ＩＡＰ的腹部，可以說就像是「外層炸衣紮實，內餡同樣飽滿的可樂餅」。

「空洞的可樂餅」和「有內餡的可樂餅」哪一個比較紮實，我想大家應該都知道答案吧。

強壯的相撲力士很多都是肚子大大一圈的「鮟鱇型」身材，這應該是因為他們都習慣下意識透過腹內壓呼吸來鍛鍊腰部肌肉的緣故吧。

深呼吸導致腰痛的大一生

我在二〇一六年之前也負責擔任男子籃球隊和棒球隊的防護員。高中剛畢業的大一生一進到史丹佛大學，體檢單上的病痛欄位一定都會出現「腰痛」。或許是過去太投入棒球的緣故吧，腰部經常受傷的選手幾乎都有這種狀況。

仔細觀察會發現，有腰痛症狀的選手，每個人的呼吸方式都一樣。

他們在練習時都是「縮小腹」在呼吸——深呼吸時不斷將肌肉往內收縮。

這種「縮小腹呼吸法」，和IAP呼吸法正好完全相反，吸氣時會縮起肚子，使身體變得硬實，就像是穿上「束腹」一樣。

如果只是靜止不動或許還好，但縮著肚子運動，腹內壓無法完全提升，「運動時的身體中心」就會變得不穩。

用這種方式繼續接受訓練，腰部為了要穩定身體，會導致脊椎歪斜，對腰部造成過大的負荷，結果引發慢性腰痛症狀。

一直以來只會縮小腹呼吸！

從減輕傷害的觀點來說，最重要的關鍵是活動時身體的**「動態穩定度」**。

於是我要求有腰痛症狀的新進棒球員在接受訓練之前，必須先學會「IAP呼

縮小腹＝對「衝擊」做出防禦

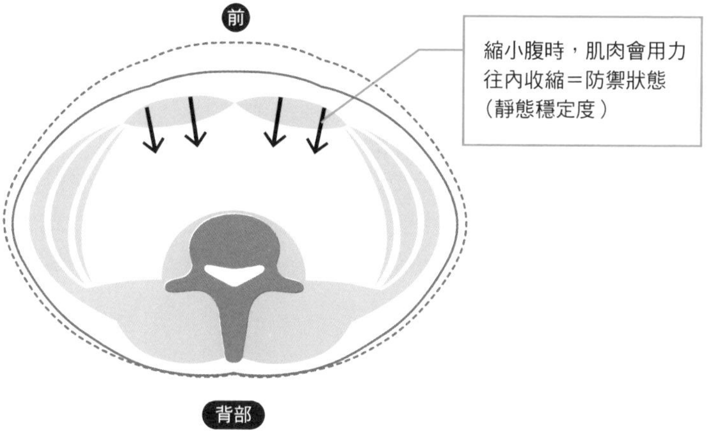

縮小腹會使得身體變僵硬，缺乏「活動時的機動性」。

吸法」。

首先注意自己的呼吸，改掉過去下意識的「縮小腹呼吸法」，改用IAP呼吸法來提高腹內壓，穩定身體中心，讓「第一線」的身體能夠正確接收中樞神經這個「老闆」的指令，並順利做出回應。

透過這種方式再來接受訓練和練習之後發現，每一位選手不僅表現得都比以前好，比賽時身體的負擔也減輕了。漸漸地，**球隊裡再也沒有慢性腰痛的選手**。

其中有一位投手，高中時就一

直有腰痛的毛病，後來才知道是疲勞性骨折。但自從改用IAP呼吸法之後，腰痛就不再發作，終於能夠盡全力投球了。

如今他表現亮眼，只要有他登板的比賽，大聯盟的球探幾乎從不缺席。

透過「細胞」打造不會疲累的身體

在運動醫學上視為「矛盾」的「嚴重事態」

現在請各位自我檢視自己的呼吸方式是否會導致「身體疲累」。

如同第0章提到的，只要觀察肋骨的位置，就能知道用什麼方式呼吸。

- 胸骨尾端和左右肋骨最凸出的部分所構成的角度超過九十度
- 肋骨下方外凸

這類型的人可以說平常都是用胸腔在呼吸。會感到疲累或壓力的人，幾乎都是用胸腔在呼吸，這種呼吸方式很容易就會變成橫膈膜沒有完全降下的「極淺層呼吸」。

我們防護員通常會把這種胸腔呼吸稱為**「矛盾呼吸」**，因為呼吸時「胸部會鼓起，腹部會往內縮」。從外表看起來會呈現腹部往內凹的狀態。

只不過，既然叫做「矛盾」，自然不是好現象。「胸部鼓起，腹部往內縮」是一種不符合人體構造的動作。也就是說，事實上**矛盾呼吸確實是弊大於利，包括姿勢歪斜等缺點**。

然而，無論是籃球或棒球，在比賽中專注力不斷流失的選手，經常會變成矛盾呼吸，呈現縮著脖子向前傾的姿勢。

這種姿勢會造成身體無法完整接收來自中樞神經的指令，也沒辦法做出回應，導致不斷做出錯誤的動作，大幅增加受傷的風險和疲勞的累積。

暫停十五秒

基於以上緣故，只要一有機會，我都會建議選手：

「可以試著利用比賽的暫停時間，一面放鬆一面做IAP呼吸法，藉此提高腹內壓。只要十五秒就能做一個循環，不僅可以讓身體有機會回復正確狀態，還能預防疲勞。表現水準也比較不容易下降。」

這當然不是僅限於運動員的調整方法，忙碌的上班族無論是在工作上喪失專注力，或是遇到問題或遲到等「急得心跳加速」的時候，也能用這種方法來調適。這是因為橫膈膜和自律神經是緊密相連的關係。

各位也一樣，當你感到疲累或緊張而呼吸變淺時，務必要試試用IAP呼吸法來提高腹內壓，一定可以**讓身體恢復穩定**。

要做到這一點，各位每天一定要找機會隨時注意「自己的腹部是否確實保持鼓起的狀態」。

保持高腹內壓的狀態睡覺，有助於提升「睡眠恢復率」

照護受傷的選手，當然也是防護員的重要工作。對於受傷而無法活動身體的選手，我們通常會建議他們盡早「在辦得到的範圍內活動身體」。理由主要有兩點：

第一是，**身體只要一不動，功能就會日漸衰退**。

第二個理由是，**白天如果沒有盡量活動身體，到了晚上身體便無法獲得恢復**。假使白天幾乎不動，交感神經和副交感神經的轉換會變得曖昧不清，導致自律神經出現紊亂，晚上無法確實獲得休息。晚上無法進入深層睡眠，就會影響到身體的修復作業。

換句話說，**如果抱著「為了不要太累，所以完全不動」的心態，晚上不僅身體無法恢復，反而會「更累」**。

根據這個理論，如果要給有疲勞困擾的人一點建議，那就是「不妨趁著白天運動，讓交感神經處於優勢。這麼一來從傍晚開始到晚上，身體便會轉換為副交感神經佔優勢，就能趁著晚上睡覺時消除疲勞了」。

這雖然是正確的方法，但想必應該很多人覺得做不到吧。

即便是正確的方法，要有工作的人利用白天運動，根本不可能。如果是下班之後上健身房做激烈運動，身體反而會一直處於交感神經佔優勢的狀態而感到興奮，導致晚上睡不著。忙碌、高壓，或是用胸腔來呼吸的人，大多都是交感神經佔優勢，因此別說是消除疲勞了，甚至可能變得更累。

所以，我希望各位可以養成習慣，**睡前花兩分鐘的時間做IAP呼吸法**。

我通常會建議復健中的選手，除了做一些不會對身體造成負荷的運動之外，睡前一定要做ＩＡＰ呼吸法。就像前面提過的，這是因為**掌握IAP呼吸法關鍵的橫膈膜，可以幫助自律神經的集中，透過緩慢呼吸，橫膈膜的活動能夠喚醒副交感神經的優勢**。

人在熟睡時腹部會上下活動，這就是腹內壓確實存在的最好證明。在神經傳遞暢通、副交感神經處於優勢的「睡眠模式」下，身體也會完全啟動傷害的修復作業。

除此之外也有人反映，透過在睡前活動橫膈膜，睡覺時肩膀會變得放鬆，**早上**

起來後肩膀比較不會覺得僵硬。睡前的IAP呼吸法就是這麼適合用來提高睡眠品質的方法。

不好的氧氣會導致細胞出現「鈍化」

據說棒球選手鈴木一朗平時所做的訓練，都是不會降低血氧濃度的動作。

由於透過運動活動肌肉需要大量的氧氣，所以從提升表現的觀點來看，這也合乎常理。

另外，缺氧的肌肉會容易累積疲勞物質，反過來說，**提高血氧濃度就能達到預防疲勞的效果**。

在第0章曾經提到，沒有從事激烈運動的上班族常見的疲勞，原因不只是乳酸等疲勞物質所導致。不過，**無論是激烈運動帶來的疲勞，還是上班族的疲勞，全都**

和氧氣密切相關。

激烈運動產生的疲勞，是因為細胞為了製造體力，因此消耗大量氧氣，結果造成**「活性氧」**物質的產生，攻擊細胞所致。

受傷的細胞會排出老廢物質（＝疲勞物質），一旦累積太多，就會影響到細胞活動，使細胞功能衰退。因此，我們認為這之間的關係應該是「細胞無法正常活動↓身體動作變遲鈍↓感到疲累」。

好的氧氣有助於提升細胞的「自我恢復力」

活性氧其實也會因為常見於忙碌上班族的**「壓力」和「熬夜」而大量產生，甚至就連一般的日常活動，也經常會導致活性氧的發生**，因此要完全避免根本是不可能的事。

真正重要的是避免活性氧增加太多，並且消除活性氧造成囤積的老廢物質。

要做到這一點，就必須從日常生活中做起，讓營養和氧氣可以透過血液傳到身體的每個部位，使細胞健康地發揮作用。

當身體充滿新鮮氧氣，體內的細胞就會活躍，連帶地**細胞的自動痊癒力也會跟著提升，達到迅速消除身體疲勞的作用**。

換言之，確實吸收氧氣對打造不會疲累的身體來說，是必要而不可或缺的一環。

從這個角度來思考，降低橫膈膜，吸入大量空氣，也是ＩＡＰ呼吸法的一大優點。因為理所當然地，大量空氣中就含有大量的氧氣。

透過可快速學會並運用的ＩＡＰ呼吸法，將「大量氧氣」帶入血液中，就能達到預防疲勞的第一步。

將空氣保留在腹部，以腹部膨脹的方式深呼吸——只要透過這個動作，就能同時「提高腹內壓，穩定體幹和脊柱」，並「攝取到最多氧氣」，可說是一舉兩得。

IAP呼吸法是現階段最新、最有效的預防理論

為了讓選手可以在比賽時發揮最佳表現，防護員必須協助選手調整狀態，並保護運動員的身體，預防受傷和疲勞的發生。

肩負這般使命的防護員，如今都把焦點放在「中樞神經」上。「只鍛鍊肌肉」的時代已經過去了，就像掛在史丹佛大學運動醫學中心的兩幅「美式足球選手插畫」一樣，「著重在牽動肌肉的神經」才是最新訓練方式的主流。

訓練也好、復健也好，關於身體的各種方法，一直都在腦科學的最新研究下一路不斷發展演變。

我自己也會定期參加針對各領域專家舉辦的研討會，例如防護員、物理治療師、運動營養師等，吸取不斷更新的最新知識。

防護員的任務，就是將這些吸收來的最新知識，轉化成可以在日常生活中輕鬆做到的方法，讓選手能夠實踐。

抱著這種心態不斷嘗試錯誤之下得到的結果就是：ＩＡＰ（腹內壓）是打造最低疲勞與傷害的身體的重要關鍵。

只不過，我相信應該有人是在預防疲勞之前，「就已經累得精疲力盡了」。

再說，預防也並非總是萬無一失。

「有沒有現在就能馬上見效的對症療法？」這同樣也是防護員經常會聽到的要求。

除了「預防」，對於消除身體既有疲勞的**「疲勞消除法」**，當然也是史丹佛大學運動醫學中心所重視的一環。針對結束練習、累得精疲力盡的選手，我們會花非常多心力協助他們恢復體力。

因此在接下來的第２章，我將透過史丹佛大學運動醫學中心的實際嘗試，進一步把實踐的方法，也就是**即刻消除疲勞的「終極恢復法」**，介紹給各位。

2 章

不累積疲勞的終極恢復法

——以「最有效恢復法」將疲勞物質從大腦和身體即刻消除

鎖定消除疲勞的「終極對症療法」

世界屈指可數的疲勞大國——日本

我平時會針對疲勞多方收集並瀏覽各項數據和資料，過程中經常覺得，**「在世界各國當中，日本人特別累」**。

以厚生勞動省在二〇一六年所做的國民健康營養調查來說，**三、四十歲的日本人當中，有接近30%的人「近期一個月內都無法好好睡覺和休息」**。

也就是說，壯年期的人有四分之一的比例，都是拖著疲累的身體在硬撐。

二〇一七年，美國的新聞節目也開始頻繁地針對「KAROSHI」（過勞死）進行報導。英文裡沒有符合「過勞死」概念的說法，因此都是直接以日文「KAROSHI」

來表示。

「休假天數」和「疲勞程度」之間的諷刺關係

根據二〇一五年日本總務省的勞動力調查顯示，日本勞動人口中有20.8%，單以男性來看則有30%的人，屬於一週內工作時數超過四十九小時的「長時間工作者」。

美國的比例是16.4%，德國為9.6%，丹麥是8.4%。換言之，從全世界來看，日本人的工作時數確實太長了。

睡眠對消除疲勞非常重要，但是**東京人平日的平均睡眠時數只有5.59個小時，比起世界其他都市都要來得少**。對忙碌的人來說，減少睡眠時間當然是逼不得已，只不過，就這樣若無其事地繼續上班，結果只是愈來愈累。

再看到週末和連假的狀況，日本每年的平均休假日為137.4天。這個數字和英國差不多，甚至就連最多的德國和法國也只有145天，所以從休假日這一點來看，並沒有比較少（Datebook of International Labour Statistics, 2017）。

然而，難得的休假，卻因為累積了太多疲勞，到最後變成「只想在家睡覺」。各位或許會認為：「趁著週末補眠，不就可以消除疲勞了嗎？」但研究證實，**週末睡得再久，也無法消除週間睡眠不足對身體帶來的傷害**。非但如此，研究也指出，**一直待在家裡不僅無法消除疲勞，反而可能累積更多**。若沒有抱持「徹底消除」的決心，疲勞是不可能消失的。

為此，在這一章，我想針對「已經疲勞纏身」、「想即刻消除疲勞」的人，提供幾個**對症治療的終極疲勞消除法**。

疲勞只要徹底消除，就不會累積到隔天。長期下來，差不多就能達到「不會疲累的身體」的目的了。以下介紹的方法，各位不需要全部照著做，但請務必選擇適合自己的方法，在「覺得疲累的日子」嘗試做做看。

「休息」不是疲勞的「根本解決之道」

在開始介紹具體的疲勞消除法之前，有個重點希望各位要先有認知：只要是

「過勞死之國」日本的真實勞動狀況

①世界各國的「每週長工時勞動者比例」（就業者）

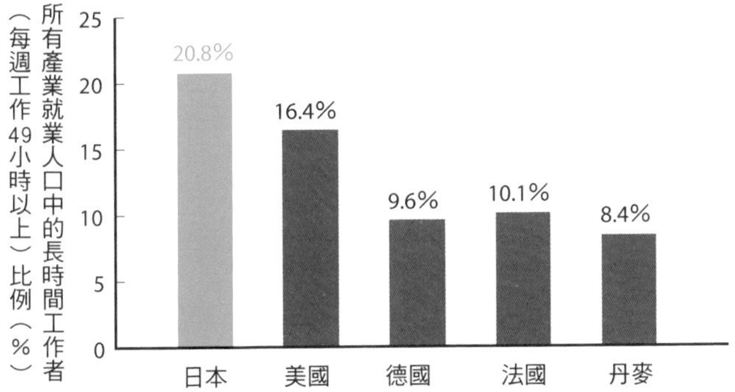

出處：日本總務省（2016.1公布）「勞動力調查」／美國（2014年以後）：BLS（2016.2）LFS from the CPS／其他：ILOSTAT Database（http://www.ilo.org/ilostat）2016年12月

「香港：30.1%」「韓國：32.0%」等，東亞國家全數皆為「長工時國家」

②世界各國「每人每年平均總工時」（就業者）

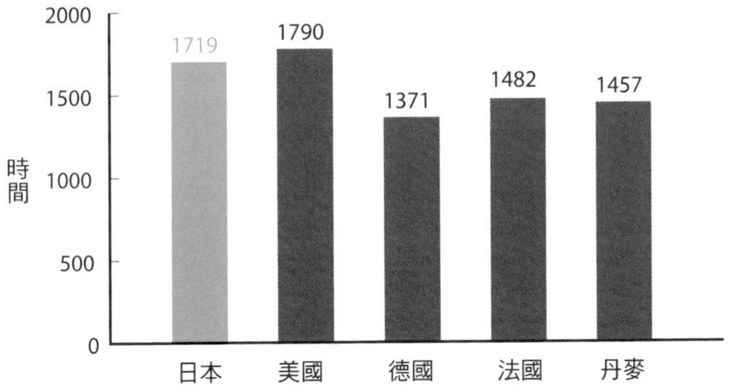

出處：OECD .Stat（http://stats.oecd.org/index.asps?DatasetCode=ANHRS）"Average annual hours actually worked per worker"2016年9月

數據也顯示出「美國＝長工時，高產能」「日本＝長工時，低產能」之差異

人，即便是「盡量不加班」、「每天睡足七個小時」的人，都免不了會覺得累。

這是因為除了「長時間勞動」和「睡眠不足」等因素外，**人的身體並非完全左右對稱**。這也是造成疲勞的一大原因。

舉例來說，仔細觀察ＩＡＰ呼吸法中最重要的橫膈膜會發現，它的外形其實是個**右側較厚的大圓頂**。

這是因為橫膈膜的右側緊連著肝臟。

肝臟是個非常大的內臟器官，這麼大一個肝臟位於正下方，右側的橫膈膜為了完整包覆，於是外形呈現大圓頂形，因此導致右側的橫膈膜較厚且強韌。

相反地，左側的橫膈膜雖然緊連著脾臟，但脾臟本身就是個比拳頭還小的臟器，所以相較於右側，左側的橫膈膜外形較細長，厚度也較薄。

再從整個身體來看，拳頭大的心臟位於中間偏左的位置，比心臟大上許多的肝臟則位於身體右側。

由於身體內部就像這樣左右並非對稱，自然會給橫膈膜以外的肌肉多少帶來影

人體內部呈「非左右對稱」。愈大的器官都偏向右側

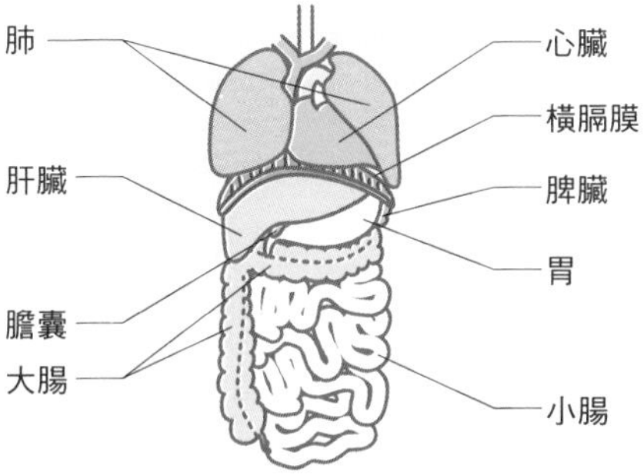

橫膈膜的右側為了包覆下方較大的肝臟，因此肌肉較厚

響。

在美國也曾經出現一套「PRI理論」，就是針對身體左右不對稱特性的最新訓練方法。

由於身體天生就是左右不對稱，長久下來如果放任不管，身體失去平衡、姿勢歪斜也是理所當然。

也就是說，**假如沒有採取對策，不管是誰，最後都會變成「疲累的身體」。**

正因為如此，所以一定要有所應對。希望各位都能藉由接下來介紹的

疲勞消除法，擊退只要是人就不得不面對的疲勞問題。

徹底消除疲勞的「動態恢復法」

「伸展」無法消除疲勞

疲勞最典型的表徵包括身體的可動範圍變小、身體變僵硬等「硬化」現象。這種時候，很多人下意識會想恢復身體的柔軟度。

也就是希望「透過伸展拉開身體」。就像各位或許也會在工作或做家事的時候伸懶腰一樣。

只不過，「伸展肌肉」真的是正確的方法嗎？

如果只是應付肌肉僵硬引起的「一時的肌肉疲勞」，或許還行得通。但要想藉由「伸展」來根本解決「慢性疲勞」，恐怕非常困難。

伸展雖然瞬間會覺得舒服，但要說是否真能消除疲勞，答案還有待商榷。「伸展」的效果無法持久。

這是因為**身體僵硬畢竟是「疲勞的結果」，背後隱藏的原因其實是「身體的錯誤習慣」**。

你的身體是否已經變成「慣性疲勞」？

前一章提到，疲勞是因為中樞神經和身體各部位之間的連結失調，造成身體做出不自然的勉強動作，導致身體不斷受傷所引起。

當「第一線」的身體，以及身為「老闆」的大腦都習慣了這種不符合身體天生構造的「錯誤」動作之後，「身體便會養成錯誤習慣」。

導致結果就是「身體因為疲勞而造成可動範圍變小」。

舉例來說，一旦養成「以腰部取代髖關節來彎腰、站立、轉身」的習慣，自然會給身體帶來多餘的負荷，導致原本應該多活動的「髖關節」變得僵硬，沒有必要活動的「腰部」不斷承受傷害。

假使遲遲不改善，不覺間就連大腦也會開始發出錯誤的指令，使得動作變得愈來愈奇怪……

到最後，身體漸漸失去平衡，疲勞不斷累積，距離「容易覺得累，疲勞無法消除的身體」愈來愈近。

應該消除的是「身體的錯誤習慣」

基於以上原因，就算勉強對身體做伸展或撐開，只要身體的錯誤習慣沒有改正，就會失去身體平衡，造成疲勞累積，可動範圍變得愈來愈小。

這時候真正應該做的，是把焦點放在中樞神經，改善「以腰部取代髖關節來活動」等引發疲勞的「習慣動作」。

然而，要對「自己的身體有什麼錯誤習慣」有所自覺，其實十分困難。就像雖然覺得累，卻很難掌握真正的原因究竟為何。

不過大家不用擔心。

由於最根本的原因就在於「中樞神經和身體之間的不協調」，因此以消除「當下的疲勞」來說，只要修正不協調的狀況，改掉錯誤習慣就行了。

前一章提到的「ＩＡＰ呼吸法」，就是最好的方法。只不過，ＩＡＰ呼吸法比較傾向屬於「透過習慣的養成，預先打造不會疲累的身體，並持之以恆」的「預防方法」。

因此，專門針對「當下的疲勞感」盡速消除的方法，我通常會建議另一種叫做**「動態恢復」**（active recovery）的方法。

「一整天不動」會助長疲勞的發生

「動態恢復法」就如同字面意思，是一種藉由活動身體以達到恢復的方法。

也就是透過刺激應該改掉「身體錯誤習慣」的中樞神經，進行有助於恢復的「低強度有氧運動」，**一舉殲滅「身體的疲勞」和「身體的錯誤習慣」**。

我們先來看看低強度運動和消除疲勞的關係。

當你覺得「今天好累」時，可能會「什麼都不想做」，就算是「完全動不了，只想馬上倒頭就睡」，也不難理解。

只不過，愈是這種時候，勉強自己做些「低強度運動」，疲勞反而不會延續到隔天。這一點非常重要，大家一定要先有認知。

前面內容也有稍微提到，與其「為了不覺得累，乾脆完全不動」，**稍微活動身體反而可以促進血流暢通，為大腦和肌肉提供更多氧氣，預防疲勞物質的堆積**。

各國研究人員一致提倡的「動態體能訓練」

根據在諾貝爾生醫獎委員會所在的瑞典卡羅琳學院（Karolinska Institutet）中擔任研究人員的安德斯．漢森（Anders Hansen）表示，**大腦（中樞神經）原本就是為了「使身體活動」而存在，這個構造自人類誕生以來幾乎從未改變**。

換言之，人本該是一直持續保持活動的狀態。

然而，多數疲累的上班族卻因為重要的會議、整理複雜而繁多的資料、應付難搞的客戶等，而沒有多餘的心力活動。

尤其是工作大多仰賴電腦作業的現在，上班族愈忙碌，就愈沒有時間活動身體。想必多數人應該都是**「工作太累」就「完全不動」**吧，正因為如此，最有效的方法就是透過低強度的運動來消除疲勞。

進行二十到三十分鐘的低強度有氧運動，例如「慢跑」、「游泳」等，有助於促進血液循環，舒緩僵硬的肌肉，自律神經和荷爾蒙也會漸漸恢復平衡的狀態。

此外，「累到睡不著」的原因之一，是因為壓力造成清醒狀態的交感神經一直處於優勢。這種時候，**如果透過一些可以稍微出汗的運動，進一步刺激一直處於優勢的交感神經，接下來反而可以讓交感神經的作用在短時間內迅速減弱，轉而變成放鬆模式的副交感神經佔優勢**。

如此一來，自律神經就會恢復穩定，身體和大腦也就能順利轉換成休息狀態。

前後「兩次」重新恢復身體

雖說低強度的有氧運動能夠使身體從疲勞中恢復，但**如果想藉由刺激中樞神經來強化與身體之間的連結，改掉身體的錯誤習慣，低強度運動的「前」和「後」就變得相當重要**。

在進行有效消除疲勞的「低強度有氧運動」之前和之後，只要再加上接下來介紹的「恢復」法，就能在「矯正身體錯誤習慣」的同時，提高「消除疲勞的效果」。這就是我想告訴大家的「動態恢復法」。

所以，各位在貿然開始跑步或游泳之前，不妨先做點**「事前恢復運動」**。「事前恢復運動」可以刺激中樞神經，改善身體的錯誤習慣。

面對長期姿勢歪斜造成的**「身體不協調」，先透過神經方面的作用來改善身體的錯誤習慣，可以讓身體更容易向大腦（中樞神經）回報正確的身體位置和動作，跑步和游泳等運動不再姿勢錯誤**。

另一個是運動後的**「事後恢復運動」**。運動會造成肌肉收縮，假使狀態持續，還可能會影響到身體的平衡。這時候不妨放鬆一下收縮緊繃的肌肉。

這麼做的另一個效果是，透過放鬆身體，可以讓身體更順利地從「活動狀態的交感神經」，切換到「休息狀態的副交感神經」。

整理以上內容，「動態恢復法」的順序如以下所示：

> ①透過「事前恢復運動」，改善既有的「身體的錯誤習慣」。
> ↓
> ②二十分鐘的低強度運動（有氧運動），例如「跑步」、「游泳」等。
> ↓
> ③進行「事後恢復運動」，使緊繃收縮的肌肉恢復放鬆（運動完一個小時內）。

如果是「下班回到家已經沒有時間，不可能再跑步或游泳」的情況，也可以放棄低強度運動，**只做IAP呼吸法和事前、事後恢復運動**。

除了改善身體的錯誤習慣以外，再藉由大幅度地活動橫膈膜，可以達到前述中

2 重心跳躍

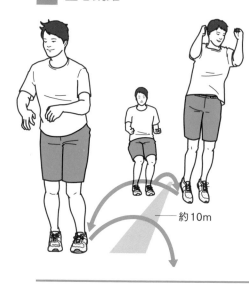

在地上畫一條約10公尺的直線（也可以在腦中想像）。兩腳併攏，以直線為中心「左、右、左、右」交叉跳躍。

動作不用太快，**以雙腳跳躍、雙腳著地的方式**跳10下。

以雙腳跳躍、雙腳著地的方式，身體重心必須非常穩，才有辦法跳到下一步，因此可以刺激身體的回報功能，改善身體的錯誤習慣。

3 提腳跟跑步

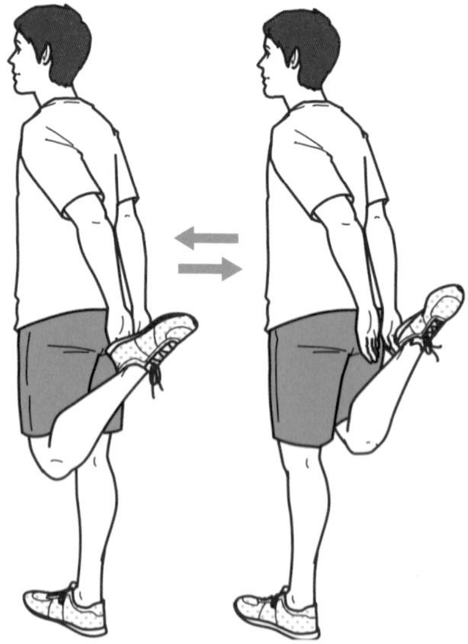

以提起腳跟碰到屁股跑步的方式，慢慢地左右邊各做約10下。這個動作可刺激中樞神經，以及容易因為疲勞而緊繃的大腿後肌。

也很適合當成跑步前的暖身運動來做。

調整身體姿勢的「事前恢復運動」

這裡介紹三種非常簡單的事前恢復運動，請在進行低強度運動之前試著做做看。

就算不是為了消除疲勞，當成運動前的暖身也很適合，有助於提升運動能力。

1 向前跳躍 & 原地跳躍

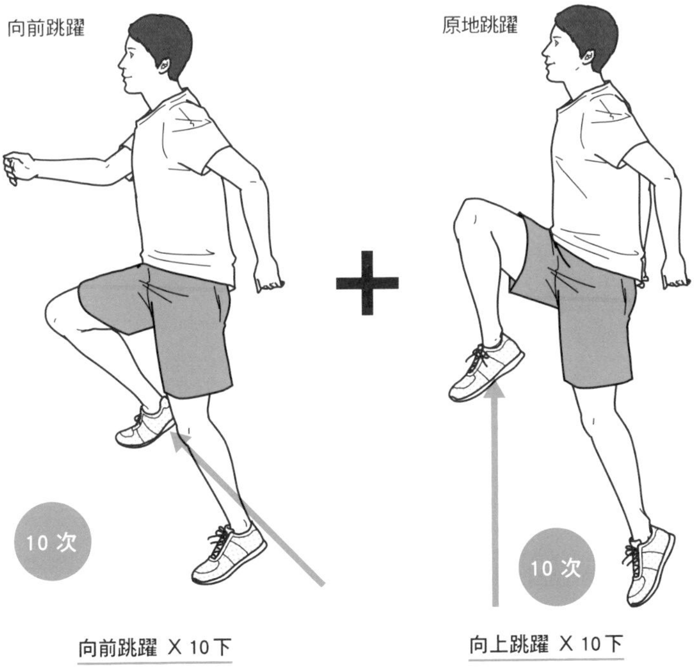

做10下（步）邊跳躍邊向前的「向前跳躍」。
接著做10下（步）位置不動的「原地跳躍」。
兩個跳躍動作共計20下（步）。這個動作可以刺激中樞神經，改善身體的錯誤習慣，調整身體姿勢。

2 向上恢復運動

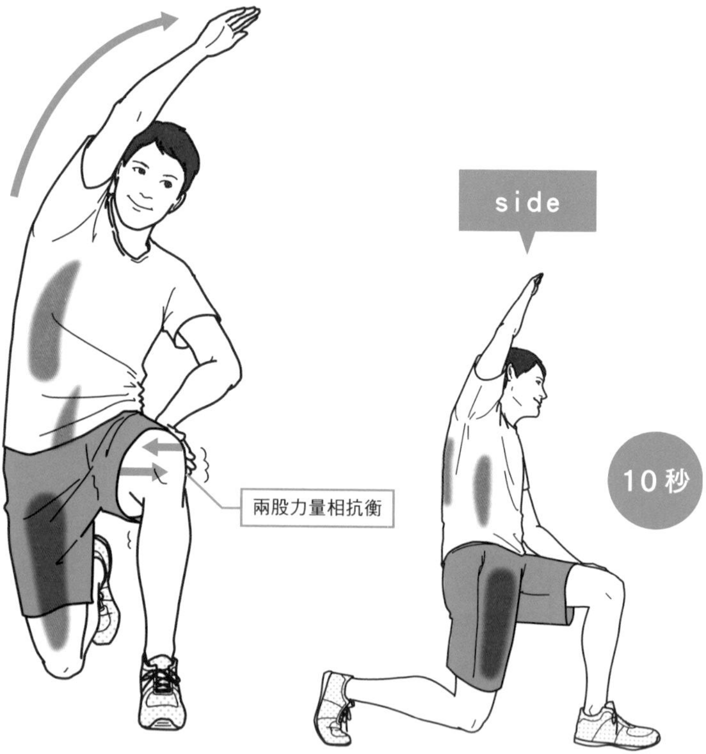

右腳膝蓋著地，左腳膝蓋呈90度彎曲。左手靠在左膝外側，右手臂往上抬起。左膝往外側施力，左手往左膝內側（右側）推。同時右手往左斜上方向上伸展，盡可能愈高遠愈好。
這個動作可以同時恢復因為運動而緊繃收縮的股四頭肌、腰大肌、肋間肌、背闊肌等。左右邊各做10秒。

舒緩緊繃肌肉的「事後恢復運動」

結束運動之後，必須馬上讓收縮而緊繃的肌肉（尤其是下半身）獲得恢復，回到放鬆的狀態。

也可以結合緩和運動一起進行，但務必避免過度伸展肌肉。

1 大腿後肌恢復運動

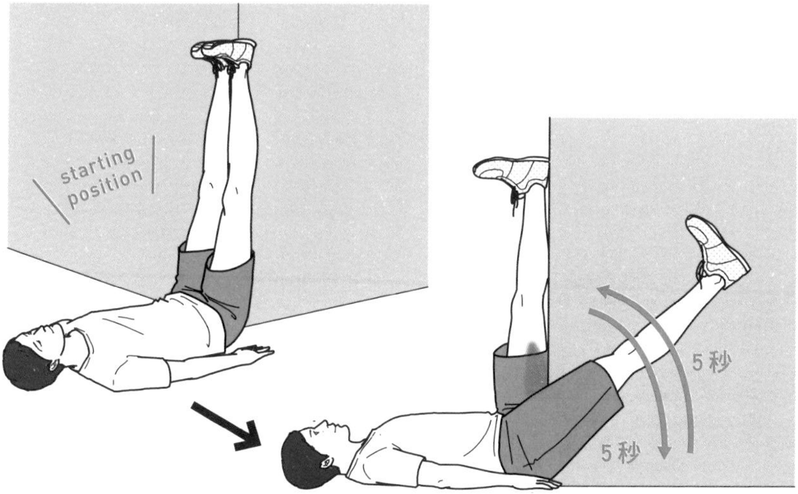

腰不要抬起來

將（半邊）屁股貼緊牆角，腰部貼緊地面不要抬起，兩腳向上伸直抬起（只有左腳貼在牆上）。右腳沿著牆面慢慢放下，時間約5秒（不貼近地面也OK）。
感覺左腳的大腿後肌拉直。右腳往上抬到原先的位置，時間約5秒。
左右腳各做5下。

＊如果找不到牆壁，可以改成直接躺在地上，兩腳慢慢往上伸直，時間約5秒（腰不要抬起）。維持向上伸直的姿勢5秒，接著慢慢把腳放下，時間約5秒。反覆做10次。

提到的睡眠對於壓力造成的肩膀僵硬具有舒緩的效果。而且還能「透過橫膈膜刺激內臟，消除便秘」，對於有肩膀僵硬和便秘問題的人來說，是非常建議的方法。

恢復法的分解步驟請參照前四頁的圖文說明。

肩膀僵硬、腰痛、眼睛痠……即刻解決身體部分疲勞的「終極對症治療」

日本人特有的疲勞——坐姿疲勞

「一整天從早到晚一直坐在辦公桌前，好累。」有這種困擾的上班族，同樣是屬於慢性疲勞，也就是長期的疲勞累積所造成，而非活動身體帶來的「急性疲勞」。慢性疲勞大多是以「特定部位的疲勞」來表現，例如「肩膀痠痛」、「坐太久腳水腫」等。

換句話說，**因為當時的狀況而表現在肩膀、腰部或眼睛等身體部位的難耐疲勞**，就是「部位疲勞」。

就算知道「運動可以消除疲勞」，但畢竟不是隨時都可以活動身體。對於工作時感受到的肩膀和腳部疲勞，我想很多人的想法應該都是希望可以當場排解吧。

所以，我也一併為大家介紹消除身體囤積的**「各部位疲勞」的對症療法**吧。這些都是非常講究即效性，可以即刻消除疲勞的方法。

「久坐」要人命

上班族最常見的部位疲勞是「久坐引發的下半身疲勞」。

我們防護員經常比喻：**「屁股的肌肉就像是身體的引擎。」**臀部肌肉是全身範圍最大、負責支撐身體、穩定下半身的肌肉。對所有競技項目的運動員來說，鍛鍊臀部肌肉是最基本的訓練。引擎鍛鍊得好，整個身體都能穩定，自然就不會疲累。

雖然肌肉也不適合過度活動，但如果完全不動，將會陷入**「運動好累→更不想動→肌肉變得更少→動起來更累……」的「肌力下降的惡性循環」**中，年輕時辛苦鍛鍊的「儲肌」很快就會消耗殆盡。

非但如此，光是肌力下降，就會為身體帶來以下的問題：

血液循環變差、代謝力下降、荷爾蒙分泌減少、手腳冰冷、水腫、倦怠、關節痛、腰痛、漏尿……

臀部的引擎可以靠「站立」、「坐下」的動作轉換成開啟的肌肉。而「久坐不動」，等於是讓臀部這重要的引擎一直處於關閉的狀態。

被譽為「靜態行為（sedentary behavior，或稱為久坐行為）研究最高權威」的澳洲納維爾・歐文博士（Neville Owen）指出，**日本成人平均每天久坐長達七個小時，居全世界之冠**（全世界的平均時間為五個小時）。這個數據充分顯示出不眠不休工作的「日本辦公室生態」。

根據他的研究，**久坐不只會影響血液循環，身體代謝也會變差，還會增加狹心症、心肌梗塞、腦梗塞、糖尿病的風險**。

前述卡羅琳學院的漢森也曾經表示，大腦原本因為持續活動而存在的人類，一旦久坐超過三個小時，就會導致大腦**記憶力變差、注意力渙散**等負面影響。

史丹佛大學醫學院也呼籲必須重新檢討久坐不動的工作型態，甚至還整理了一篇名為「Sitting kills you」的報導。

可見這是多麼危險的狀態，既然如此，當然沒有理由讓自己一直坐著不動，讓身體愈來愈累。面對「久坐工作疲勞」，記得一定要隨時做好疲勞消除。

可消除久坐工作疲勞的「腿部三步驟」

最理想的作法是，**每三十分鐘站起來一次，避免長時間久坐不動**。

或者，將會議室的桌子改成像酒吧檯一樣的高度，讓員工坐在高腳椅上或直接站著開會。另外像是在辦公室裡準備瑜伽球，用來取代椅子，同樣也能避免一直保持同一個姿勢，對身體比較有益。

只不過，姑且不論鄰近史丹佛大學的矽谷，我當然也非常清楚這種作法對日本的工作型態來說，根本就格格不入，想必應該幾乎所有公司都辦不到吧。

因此，以下介紹的**有效消除下半身疲勞的「腳部三步驟」**，只要坐在自己的位子上或會議室就能做到。當然，在家同樣也能做到。

3 踏腳

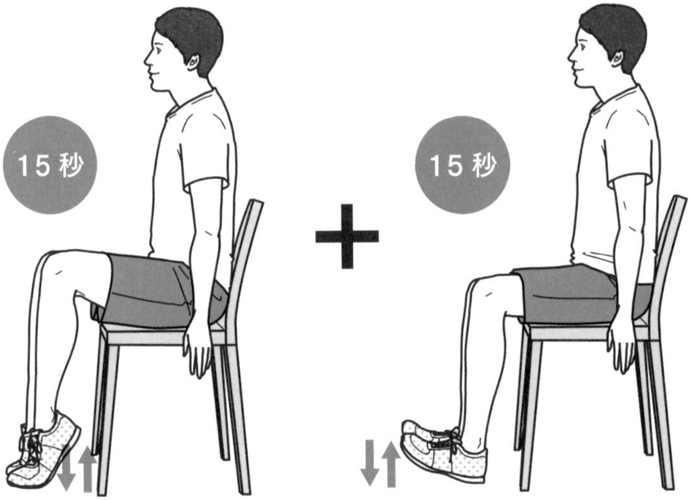

踏腳跟

踏腳尖

兩腳腳尖貼地，腳跟慢慢上下蹬，時間約15秒。
接著換腳跟貼地，腳尖慢慢上下踏，時間約15秒。

這個動作可藉由活動小腿，刺激膝蓋內側的淋巴結，改善全身的血液循環，防止疲勞物質囤積體內。
此外也可以鍛鍊小腿肌肉脛前肌。人走路時之所以腳尖往上抬不會跌倒，就是因為有脛前肌緊緊拉住腳尖的緣故。
換言之，透過踏腳動作鍛鍊脛前肌，可以同時達到「消除久坐不動的疲勞」、「腳尖可以更輕鬆地往上抬，走起路來姿勢變得更自然，有助於養成不會疲累的身體」、「防止跌倒受傷」等三種效果。

有效消除下半身疲勞的「腳部三步驟」

1 拳頭推壓

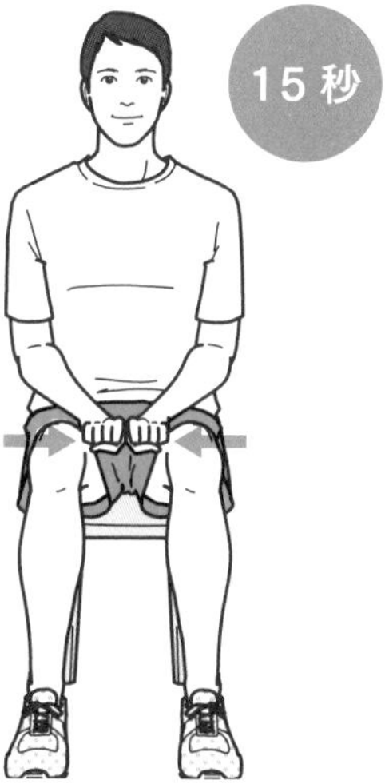

坐在椅子上，兩腳稍微打開，雙手握拳併攏，置於兩腳膝蓋中間。女性也可以只用一個拳頭。
兩腳膝蓋像是要壓碎拳頭般用力往內推，時間約15秒。

這個動作可以鍛鍊大腿的「內收肌」。
內收肌太僵硬或無力，都容易造成身體平衡變差。
這也是造成走路外八的原因，「走路重心不穩」或「容易跌倒」的人，可以每天養成習慣練習這個動作。

2 膝蓋推壓

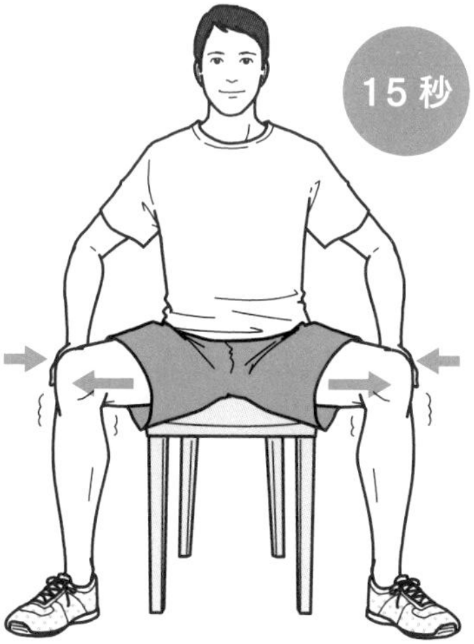

坐在椅子上，兩腳膝蓋打開，兩手放在膝蓋外側。
膝蓋用力向外推約15秒。
膝蓋用力外推的同時，兩手用力向內推，擋住膝蓋的力量。

這個動作可以鍛鍊大腿外側和臀部的肌肉。

當你覺得「一直坐著不動好累」的時候，不妨每個動作各做約15秒。

即刻解決肩膀僵硬的「肩胛骨運動」

「肩膀僵硬」是十分常見的問題，很多人都有這種煩惱。面對這個煩惱，大家應該都會經常替自己按摩或捶背吧，不過，**肩膀僵硬應當處理的其實是「肩胛骨」，而不是「肩膀周圍的肌肉」**。因為所謂的肩膀僵硬，其實是肩胛骨的問題，只是症狀表現在肩膀的肌肉上罷了。

舉例來說，駝背的人，左右肩胛骨是打開的。打電腦等長時間身體維持向前傾的姿勢，會使得胸部肌肉收縮。背部受到胸部的拉力之下，造成兩側肩胛骨打開，斜方肌和背闊肌等背部側邊肌肉長期處於拉開的狀態。這會導致身體失去平衡，肩膀周圍的肌肉持續緊繃。於是人會感覺到「僵硬」。

因此，**將打開的肩胛骨靠攏，就能解決肩膀僵硬的問題**。各位可以試著用左頁

解決肩膀僵硬的「肩胛骨運動」

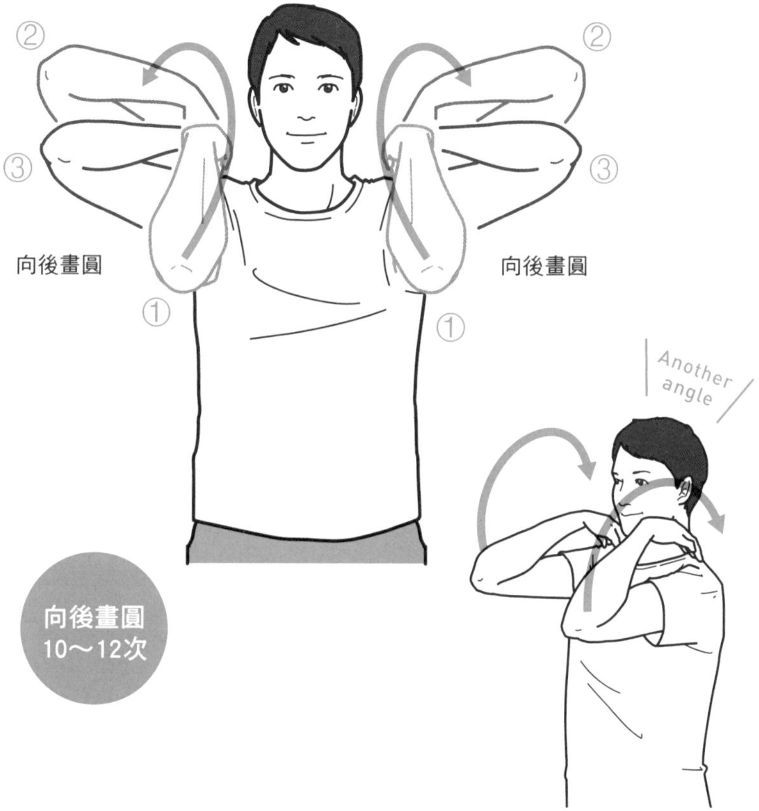

手肘彎曲，右手輕輕放在右肩上，左手放在左肩上。
胸部打開，兩手臂**由前往後**畫圓約10～12次。想像將兩側肩胛骨向中間靠攏的感覺。坐著或站著做都行。

介紹的「肩胛骨運動」來恢復肩胛骨的正確位置。

常因為駝背而感到疲勞的人，做的時候請把注意力放在盡量將胸部打開，加大手臂畫圓的動作。這樣可以更有效地將打開的肩胛骨向內靠攏。

這個肩胛骨運動也能減輕五十肩和投手肩的問題。

「腰痛」可以靠提高「腹內壓」來解決

和肩膀僵硬一樣常見的身體症狀還有**「腰痛」**。

腰痛的表現非常多，椎間盤突出、閃到腰，或只是單純的肌肉僵硬等，從嚴重疾病到慢性疼痛等各種表徵都有。無論哪一種，若是放任不管，對「疲勞控制」來說都是非常危險的事。

腰痛的原因很多時候都讓人出乎意料，例如久坐不動，大腿後側的大腿後肌會變僵硬，拉扯到骨盆造成歪斜。沿著脊柱分布、負責左右身體平衡的「豎脊肌」受到骨盆的拉扯，呈現拉開的狀態。這時候，腰部和身體的重心於是漸漸歪斜，增加了腰部的負擔。

腰部原本的任務就是努力承擔所有身體歪斜帶來的影響，腰部出現疼痛，情況就像「第一線員工」和「老闆」兩人之間負責連繫、隨時出面應對狀況、公司裡最可靠的「總經理」長期請病假一樣。可以說整個身體很有可能會完全失去平衡，是非常危險的狀態。

久坐不動時間全世界最長的日本，很多人都有「慢性腰痛」的症狀。有這種困擾的人，務必一定要**採取對症治療的ＩＡＰ呼吸法**。前述81頁的方法很輕鬆就可以在辦公桌前進行。

由於提高腹內壓能夠使脊柱保持穩定，所以可以直接減緩腰部的負擔。這是解決史丹佛大學棒球選手嚴重腰痛問題的有效方法。

另外像是急性腰痛，或是突然痛到無法站立的情況，同樣可以嘗試利用ＩＡＰ呼吸法來緊急應對。透過ＩＡＰ呼吸法，無論是「腰部反弓」或「彎腰駝背」，脊椎都可以獲得穩定，使腰部開始恢復正確的位置。

橫膈膜幾乎牽動著全身所有的肌肉，因此，藉由ＩＡＰ呼吸法活動橫膈膜，也可以刺激僵硬的腰部周圍肌肉。這個時候，吸氣的時間不妨比一般的ＩＡＰ呼吸法再拉長約十秒鐘，等到全身放鬆之後，再花十秒鐘慢慢吐氣。反覆做幾次之後，疼痛應該就能多少獲得緩解。

腰痛發生的時候，肌肉大多會出現抽筋而僵硬。這時候如果因為疼痛而不處理，讓肌肉一直僵硬下去，只會更無法恢復腰部原本的狀態。可以先透過ＩＡＰ呼吸法抑制住疼痛，接下來再試著活動一下身體。

先慢慢走動，不要太勉強自己。不只是腰痛，**當身體受傷時，在不勉強自己的範圍內活動身體，才是盡早恢復的最有效方法**。

三十秒消除眼睛疲勞的「眼部筋膜舒緩運動」

最後要談的是**「眼部的疲勞」**，也就是**眼睛疲勞**。

覺得「眼睛好痠」，大致可分為「眼球出現問題」和「過度用眼造成眼睛周圍

消除眼睛疲勞！「眼部筋膜舒緩運動」

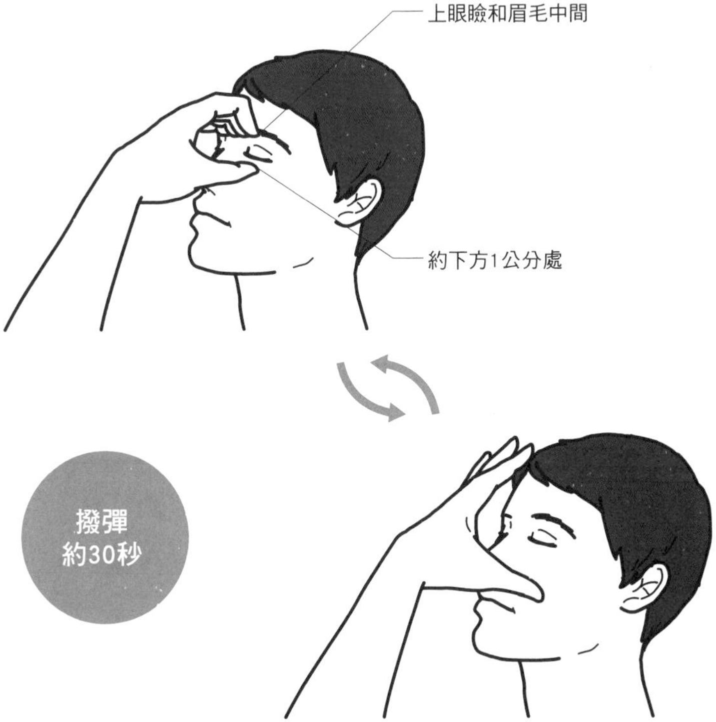

眼睛輕輕閉上，利用指甲根部輕輕撥彈眼輪匝肌（眼睛周圍）。將拇指以外的手指，輕輕放在「上眼瞼和眉毛中間」，拇指放在「下眼瞼附近」，輕輕撥彈約30秒。單眼或兩眼同時進行都可以。

的肌肉疲累」兩大類。

前者最好尋求專業醫生的治療，但如果是後者，**只要舒緩包覆在眼睛周圍的眼輪匝肌外的筋膜，馬上就能獲得解決**。花三十秒的時間活動一下眼睛周圍的肌肉，原本眼睛乾澀、張不開的感覺，立刻就能獲得舒緩。

人體全身的肌肉都包覆著一層叫做「筋膜」的薄膜，保持筋膜的彈性非常重要，因為這會影響到肌肉是否能靈活活動。

眼輪匝肌同樣也包覆在筋膜裡，但**眼睛疲勞大多是因為眼輪匝肌周圍的筋膜太緊繃所導致**。這時候只要透過「筋膜舒緩運動」來放鬆，就能舒緩眉毛底下緊繃的眼輪匝肌。

這套運動方法可以讓視線變清晰，眼睛不再感到疲累，就連每天坐在辦公桌前的我也經常會做。

運動員常用的傷害處理——「冰敷．熱敷」

史丹佛大學面對運動傷害的「冰敷．熱敷」原則

站在防護員的立場，我想跟各位分享一下關於受傷等外力造成身體傷害時的復原方法。

這個方法當然也可以運用在受傷以外的身體傷害上，所以如果覺得「下班回到家累到精疲力盡」，不妨也可以試試。

喜歡跑步等運動的人在這幾年大幅增加，這些人的疲勞問題，幾乎都伴隨著一些身體傷害或疼痛。

面對受傷的狀況，我們通常都採取**「冰敷．熱敷」**。

簡單來說就是針對疼痛的部位「冰敷再熱敷」。首先是「冰敷」，「練習中的

瘀傷」或「突然閃到腰」等**突發性的傷害，最基本的處理方法就是冰敷**。因為受傷就是身體出現發炎症狀，就算外表看起來沒有大礙，但皮膚底下一定是出血的狀態，因此需要馬上冰敷來抑制發炎並止血。

冰敷完之後，接著是「熱敷」。受傷經過一段時間之後，**當人體開始啟動自癒機制，就可以開始熱敷**。

治療身體傷害需要靠「血液」和「血液中的養分」，而熱敷的目的就是為了促進血流，加快復原的速度。雖然有時候會造成疼痛一時加劇，但為了加速身體的自癒能力，還是要繼續熱敷才行。

這套可以有效應對身體傷害的「冰敷・熱敷」法，用在消除疲勞上同樣也有效果。

這是因為**過度行走或跑步引發的「身體疲勞」，嚴重程度雖然不如受傷，但其實也是發炎的一種表現**。

上班族應該很難一整天持續冰敷和熱敷，所以如果覺得「今天腳好痠」，可以採取「夜間冰敷和熱敷」的方法，趁著晚上來做，有效消除白天承受的身體傷害。

配合身體的調節機制進行「四十八小時恢復法」

「冰敷．熱敷」法的秘訣就是**「配合生理學上的人體恢復機制做時間控制」**。

各位可以透過確實計算時間來實踐這套方法。這套方法正因為嚴守時間，所以是以人體機制為基礎的「最有效科學方法」。

必須注意的時間有以下兩個：

① 受傷後二十四小時內

除了重大傷害以外，人在**受傷後大約二十四小時以內，是疼痛最劇烈的時段**。在這段時間內，可以利用冷凍噴劑或冰敷袋來確實做好「冰敷」。

記住，從受傷後疼痛開始發生的二十四小時以內，就是「冰敷的時間」。

② 二十四小時後至四十八小時內

受傷經過二十四小時以後，身體會開始啟動自癒機制。

人體是個相當完備的構造，會透過血液將復原必備的養分和荷爾蒙運送到受傷的部位，並運走受傷部位的老廢物質。經過三十六至四十八小時以後，疼痛就能大幅獲得舒緩。

因此，各位可以**以劇烈疼痛之後的二十四小時為界，停止冰敷，改用熱毛巾或泡澡、熱敷墊來「熱敷」**。

也就是說，受傷經過二十四小時以後，就是「熱敷的時間」。

注意一定要**正確掌握好從「冰敷」改為「熱敷」的時間點**，因為雖然我說「受傷後馬上冰敷，經過二十四小時以後改用熱敷」，但不知為何就是有人會誤解為「睡一覺起來之後隔天就開始熱敷」。

但是，受傷的隔天早上通常腫脹得最厲害，可動範圍比受傷當天還小，而且疼痛最劇烈。

疼痛的應對處理必須在「48小時以內」完成

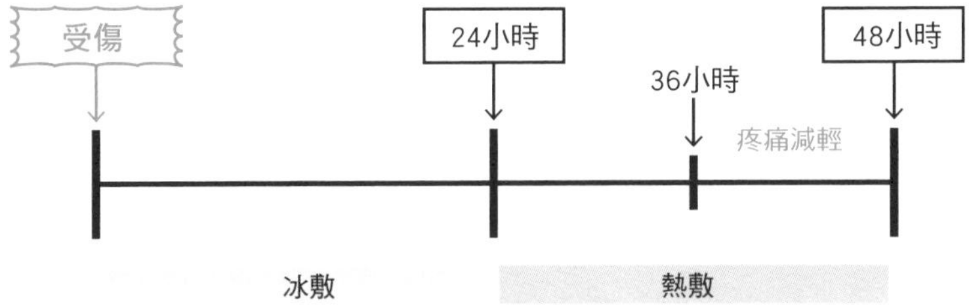

先冰敷減緩疼痛，然後進行「走路」等低強度的運動

這是因為**只不過才經過一晚的時間，事實上很多時候距離受傷也不過才半天左右**。如果這時候就認為「（在日期上）已經過了一天，可以熱敷了」，將會導致恢復變得更慢。

大學的運動賽事為了讓更多觀眾能夠參與，基本上通常是在晚上舉行。如果是晚上八點受傷，到了隔天早上疼痛其實還非常劇烈，所以這時候必須繼續冰敷才行。

冰敷的好處除了抑制發炎以外，還能「使疼痛麻痺」。只要不是太嚴重的傷害，就如同前述所言，最後還是多少活動一下，才能加快恢復速度。

肌肉的自然狀態是不停反覆伸展和收縮，換言之只要一不動，肌肉就會變僵硬。

這就是為什麼藉由冰敷麻痺疼痛後再盡量慢慢走動可以多少加速恢復的原因。

利用「冷凍豌豆」即刻達到恢復效果

先用「冰敷」抑制發炎和疼痛，再透過「熱敷」達到恢復。

如果將這個方法套用在「腳痠」的情況，進行的重點就是如下：

假設「走了一整天腳很痠」，回到家後馬上幫腳做冰敷，時間大約是十五分鐘。這十五分鐘就是「冰敷的時間」。

十五分鐘之後拿掉冰敷袋，這時候肌膚還是冰涼的狀態。等到肌膚溫度回到一般的溫熱狀態，就可以開始泡澡。水溫差不多是四十度，時間約十分鐘。不必像運動傷害一樣必須等待二十四小時。泡澡就是所謂「熱敷的時間」。

只要經過這樣的處理，腳痠的狀況幾乎就能獲得舒緩，到了隔天就會變得更輕鬆。

不過，應該很少人家裡會隨時備有冰敷袋吧。

買一個來備用當然也行，但畢竟不是經常用到的東西，存放也會佔空間。所以有個東西可以取代冰敷袋，而且很方便，那就是**「袋裝的冷凍豌豆」**。各位可以隨時準備一袋放在冷凍庫，要用的時候直接整袋放在受傷的部位，然後再用保鮮膜固定。保鮮膜不僅可以取代繃帶，對不太會包繃帶的人來說，也能包得很牢固，相當方便。除了腳痠以外，扭傷或瘀傷也可以這麼做。

袋裝冰塊因為形狀不一，無法緊密貼合受傷部位，再加上不是每個家庭隨時都備有大量冰塊，所以效果有待質疑。

關於這一點，「豌豆」、「玉米粒」、「炒飯」等冷凍食品可以輕易彎折或捆捲，在使用上最為方便。更別說整袋用完之後還能煮來吃，也能作為應急食品，可以說是相當值得推薦的冰敷用品。

徹底檢驗終極恢復法
「恢復浴」的效果！

何謂史丹佛式的「恢復浴」？

與冰敷和熱敷相關，近來引起話題的還有**「冷水」和「熱水」交互泡浴的「冷熱交替浴」**。

事實上，史丹佛大學從很早就開始將冷熱交替浴納入恢復療程中，因此在這裡，我想為大家稍微說明實際的情況。

在史丹佛大學的訓練中心裡，有兩個專門用來治療選手的浴缸，一個裝的是「冷水」，另一個是「熱水」。透過以下介紹的方法，利用這兩個浴缸交叉進行「冰敷」和「熱敷」，可以消除身體傷害。

「十二分鐘」內完成整個過程

針對練習結束後覺得疲累的選手，或是身體不舒服的選手，首先我們會先請他泡入冷水浴缸中，使發熱的身體降溫。為了讓剛運動完體溫較高、張開的毛細孔能夠收縮緊閉，水溫大約設定在十度左右（熱水浴缸的水溫設定約三十六度）。

冷水泡浴兩三分鐘以後，以「熱水六十秒，冷水六十秒」等兩分鐘做一個循環的方式，反覆進行四至五次，最後再泡回冷水浴約兩三分鐘，整個過程就算結束。

冷熱交替浴主要有兩個效果：

一是**藉由血管的反覆收縮和擴張，使血流變得更順暢**。

一旦血流順暢，疲累或受傷的肌肉便能獲得更多養分，盡早獲得恢復。細胞裡堆積的疲勞物質也可以經由血液排除。

第二個效果是**恢復自律神經的平衡**。

研究顯示，**冷熱交替可以有效刺激自律神經**。自律神經恢復平衡，全身就能放鬆，壓力引發的「腦（中樞神經）疲勞」也能獲得減輕。

實際做完冷熱交替浴的選手，每個人都表示「身體變輕鬆了」，甚至還有選手愛上了這種方法。

關於冷熱交替浴的研究，目前都還在進行當中。統整現階段的結果來說，「比起單純的休息，**冷熱交替浴可以有效減輕疲勞**」、「冷水浴和冷熱交替浴一樣也有效果，不過**身體雖然感覺『疲勞消除』，但對於肌肉疼痛似乎沒有直接的效果**」、「熱水和冷水交替泡浴的過程，**最多以十二分鐘為限效果最好**」。

現階段研究顯示「淋浴X半身浴」是「最適合」的方法

史丹佛大學的「冷熱交替浴」恢復法，也可以應用在日常生活的疲勞上。

一般家庭要準備兩個浴缸可能很困難，這時候可以利用「淋浴」來變通。

首先，在浴缸裡注入三十七至三十八度左右的熱水。

全身浴和半身浴都可見效，不過以研究證據來看，考量到「對心臟造成的負荷」，一般都是建議**「半身浴」**比較多。

接下來就可以依照以下的步驟，從「冰敷」開始進行恢復法。

以日常方式完整重現「史丹佛式的終極恢復浴」

在家實踐「史丹佛式的終極恢復浴」

1	開始泡澡之前，先喝掉半瓶350毫升寶特瓶的水（約一杯的分量）
2	以10～15度的水溫淋浴（冷水浴）約1分鐘
3	泡入37～38度的熱水中約30秒
4	淋冷水浴約30秒
5	以步驟3和4為一個循環，反覆進行約10次，時間約10～12分鐘左右（時間不宜再更長，因為身體水分會流失）
6	最後，淋冷水浴約1分鐘作為結束
7	結束之後，將步驟1剩餘的水喝完

！務必切記「時間不得多於12分鐘」、「開始前和結束後都要喝一杯水」

在進行冷熱交替浴之前，請先準備一瓶三百五十毫升的水，先喝掉一半左右（約一杯水的分量）。冷熱交替浴特別會消耗身體的水分，為了防止脫水，事前一定要先補充水分。

喝完水之後，就要開始進行了。

首先淋冷水浴約一分鐘左右，接著以「泡澡三十秒，淋浴三十秒」等一分鐘做一個循環的方式，反覆進行約十次的冷熱交替浴，最後再淋冷水浴約一分鐘作為結束。

結束之後，將寶特瓶剩餘的水

喝完，完成水分的補充。

要注意的是，如同前述「以十二分鐘為限效果最好」的說法，時間一旦拖太久，原本為了消除疲勞的目的，最後反而會得到反效果。因為如果時間太長，身體的水分會大量流失。

此外，熱水澡泡太久，到了晚上交感神經會持續處於優勢的狀態。這麼一來，即便原本「因為太累，所以打算泡完澡之後好好睡一覺」，最後反而會變得睡不著。這一點不得不注意。

趁著終極修復階段睡覺的「睡眠恢復術」

把「睡覺」當成「最佳恢復時間」

最後我想聊聊關於提升恢復效果不可或缺的生活習慣。

那就是**「睡眠」**。

針對照護的史丹佛大學選手，我會要求他們跟我報告每天的「睡眠時間」。

我要他們在白板上寫下「幾點開始睡？睡幾個小時？」，並且像前述內容中要求籃球選手做的一樣，還要將「起床時的疲勞感」轉化成數值記錄下來。

透過這個作法，我發現睡眠和選手表現之間的關係。

只要沒有睡覺，寫出來的疲勞數值就會偏高，就連表現也非常差，完全稱不上是「最佳狀態」。

舉例來說，有個籃球選手，他在前一場比賽中創下二十分的高得分，但是下一場卻只得到三分。

這或許也是因為對方防守得比較緊的關係，不過除此之外，該名選手的動作很明顯比前一天來得遲鈍。

比賽結束之後，他邊喊「好累」邊走進訓練中心。一問之下才知道，他前一晚睡得不是很好，總覺得身體哪裡重重的，感覺一直擺脫不掉。

為了隨時都能達到最佳表現，選手總是不斷地練習再練習。正因為如此，才會因為「睡眠不足」這練習以外的因素，明顯影響到比賽時的表現。

但不管怎麼說，坦承自己「沒有睡覺」對選手來說，是相當丟臉的一件事。因為他們都非常清楚**「睡眠也是自我管理非常重要的一環」**。

不睡覺會造成「精力荷爾蒙」減少1.5成

關於睡眠和表現之間的關係，全世界有許多驚人的研究報告。

根據英國羅浮堡大學的路易斯・瑞納（Louise Reyner）在二〇一三年的研究顯示，**一天只睡五個小時，網球選手的發球成功率比平時下降25%**。

比利時布魯塞爾自由大學的理查・勒普洛（Rachel Leproult）的研究則顯示，**男性一個星期連續每天只睡五個小時，睪固酮的分泌率會減少10～15%**。

睪固酮是男性荷爾蒙的一種，會影響到肌肉增強和疲勞消除，對運動員來說是非常重要的荷爾蒙。換言之，睪固酮如果減少分泌，不只比賽時的表現，就連比賽前後的體能訓練也都會受到影響。

美國卡內基美隆大學醫學中心的共同研究也指出，曝露在感冒病毒下時，睡眠時間長達七個小時以上的人，感冒的機率為17.2%。相對於此，**睡眠時間如果不滿五個小時，機率會增加到45.2%**。

不只如此，研究也發現，**只睡五個小時，身體的糖分代謝力會下降30～40%，導致容易肥胖**。

羅傑．費德勒和尤塞恩．波特的「睡眠時間」

在所有頂尖運動員當中，有些人是所謂的「長時睡眠者」（long sleeper）。

例如**網球界不敗的王者羅傑．費德勒（Roger Federer），每天的睡眠時間就長達十二個小時**。

活躍於田徑場上的**尤塞恩．波特（Usain Bolt），以及籃球場上的小皇帝勒布朗．詹姆斯（LeBron James），睡眠時間也幾乎都有十二個小時左右**，時間相當長。

美國加州大學舊金山分校進行了一項「運動員與睡眠時間的關係」研究，發現**「睡眠時間愈長，選手的運動員生涯愈久」**。

現役生活要能長久，即便身體會因為受傷、生病、疲勞而感到不適，但至少都要能交出穩定的成績。

我想經驗豐富的選手，一定是因為深知恢復力的關鍵「睡眠」的重要性，真心相信睡眠可以延長自己的選手生命，所以才會出現這樣的研究結果。

用超人的方式睡覺——「睡眠的四大原則」

基於這個事實，我通常會告訴史丹佛大學的選手們每天**至少要睡「七個小時」（再怎麼短也要有六個小時）**。因為就如同許多研究證實，確保睡眠的品質和時間，對於調整選手的體能來說是不可或缺的重點。

只不過，管得太嚴格反而會造成大家嫌麻煩而不遵守，所以我通常只會要求基本重點，例如注意維持睡眠品質不要下降等。至於枕頭和寢具、睡覺姿勢等，很多時候都跟個人喜好有關，這部分就讓大家自己決定。

我只會告訴他們以下四個基本重點：

①不要「熬夜」和「早睡」

「就寢時間」、「起床時間」、「睡眠時間」一定要盡量保持固定，不要任意改變。就算偶爾賴床，最多也不要超過兩個小時。這是為了盡可能維持身體固定的規律，不讓「疲勞」有機可乘。

另外，據說**「平時就寢時間前的兩個小時」是「最難入睡」的時候**，所以我也會要求選手不要太早睡。

②「週末」也不要打亂生理時鐘

前面曾提到，趁著週末補眠是行不通的，因為睡眠沒有辦法事先「儲存」。

除此之外，睡眠還有個特性是**「要打亂非常容易，但要恢復就相當困難」**。

非但如此，睡過午還會打亂身體的生理時鐘，所以如果「因為太累而睡得比平常久」，就消除疲勞來說，有時反而會造成反效果。

週末如果想睡久一點，也要盡量控制在「一兩個小時左右」。

③洗澡要在「睡前九十分鐘」完成

在進行冷熱交替浴時，考量到睡眠品質的問題，我會提醒選手要注意一件事。

那就是**避免「在睡覺之前做冷熱交替浴」**。

不只是冷熱交替浴，泡澡最好也要在**睡前九十分鐘**完成。

泡澡會提升人體很難上升的深層體溫（身體內部的體溫），**深層體溫具有「一上升就下降得更多」的特性，當深層體溫下降，人就會開始想睡**。

假設四十度的熱水澡泡十五分鐘，上升的深層體溫下降到比原來更低，大約需要九十分鐘。也就是說，泡完澡之後經過九十分鐘再上床，最容易睡著。

相反地，如果是睡前泡澡，深層體溫還處於上升的狀態，這時候就算要睡也很難入睡。如果是睡前，不妨改用淋浴就好。

④睡前做「膨脹腹部運動」

102頁提到ＩＡＰ呼吸法可以預防疲勞，同樣的，我也會建議選手把ＩＡＰ呼吸法當成對症療法，在睡前做個兩三次，藉著活動橫膈膜來提升腹內壓，然後再睡覺。

橫膈膜有助於自律神經的集中，先活動橫膈膜之後再睡覺，可以**促進睡覺時副交感神經的「恢復作業」，提升睡眠品質**。

別相信「午睡的神話」

我經常聽到日本上班族問一個問題：

「矽谷人都有所謂『午睡』的補眠時間吧？」

雖然大家都異口同聲表示「羨慕」，但以我個人的觀察，**這裡午睡的情況似乎並沒有像大家說的那麼普遍**。

矽谷最前端的企業員工都是在充滿激烈競爭、瞬息萬變的狀況下工作，根本沒有放鬆的餘裕。即便不是所謂的「黑心企業」，自願長時間守在工作崗位上的人也絕對不少。

沒有交出成果就當場開除員工，這樣的公司當然也理所當然地存在，所以即便是矽谷的上班族，也不可能過得那麼優雅。

這是我聽完畢業生的描述、看到他們的身影的第一個感覺。

我每年回到日本都會到大學演講，看到底下打瞌睡的學生之多，實在相當震驚。雖然沒有針對全美的大學做過調查，但至少在史丹佛大學，上課時沒有一個學生會打瞌睡。

不只是學生，包括電車上打盹的人、會議中打瞌睡的上班族，我發現比起美國，「午睡社會」的說法反而比較適用於形容日本。

不過，再想到日本龐大的疲勞人口，實在覺得**「睡午覺真的無法消除疲勞」**。

讓人不禁覺得「至少必須確保睡眠時間充足」的「未公開數據」

二〇一七年史丹佛大學曾針對六百二十八名運動員做過一項未公開的睡眠調查。

在這六百二十八人當中，「週一到週五，每天睡眠時間七個小時以上的人」佔了39.1%。從這個數字來看，確實睡到七個小時以上的人果然是少數。這些人當中不乏也有重視睡眠、自我管理能力高的「菁英分子」。

原以為這些「睡眠資優生」比起其他約六成「睡眠時間未滿七個小時」的人，疲勞感會來得較低，沒想到結果卻顯示，**「睡眠時間七個小時以上」的運動員當中，有51%的人都有慢性疲勞的症狀**。

甚至還出現「光靠睡覺，根本完全無法消除疲勞」這種諷刺的結果。不過換個角度來思考，可以想見**「睡眠時間未滿七個小時的人，疲勞感更甚」**。

實際上，加上「睡眠時間未滿七個小時的人」，「總是覺得很累」的人竟高達62%。

這麼說來，至少必須確保睡眠的量才行。

先確保「量」之後，再透過睡前的IAP呼吸法，或是睡前九十分鐘做冷熱交替浴，藉此來提升睡眠的「品質」。這可以說是消除疲勞最聰明的方法。

如同以上這些內容，針對症狀的恢復有各種不同的方法。

面對疲勞，如果不積極處理控制，「好累」就會一直像口頭禪一樣纏著你不放。大家一定要挑選適合自己生活型態的恢復法，只要一感到疲勞，就馬上處理。

接著，和「預防方法」及「恢復法」同樣重要，希望各位也一定要具備的，還有**關於打造身體的「飲食」和「疲勞」知識**。

無庸置疑地，我們所吃下肚的「食物」和「飲品」，無論是好是壞，都會從體內建立我們的身體。

也就是說，要打造不會疲累的「身體」，「飲食」是不可避免的課題之一。

接下來在第3章，我想從史丹佛大學學生運動員的飲食為主，為各位介紹不會疲累的飲食法。

3 章

打造抗疲勞體質的一流飲食法

——藉由「吃進身體裡的東西」，改變身體的恢復力

史丹佛大學的營養術

「身體型態」會隨著飲食改變

史丹佛大學除了「運動醫學中心」以外，又於二〇一五年設立「運動營養中心」，配置**專業的營養師**。

這些營養師的工作主要是為運動員的飲食提供協助和建議。

舉例來說，訓練中心的販賣部（免費零食區）提供哪些零食，就是由具營養專業的他們所決定。他們會嚴選各種有助於運動員「提升能力」和「消除疲勞」的食物，包括能量棒、水果、乳清蛋白、堅果等。

除此之外，有時候也會依照選手的狀況，設計個人專屬的「零食清單」，並將資料全部化為數據管理，選手只要提供自己的編號，馬上就能拿到營養師設計的個人專屬飲品和零食。

例如，美式足球和籃球都是體型愈魁梧愈占優勢的運動，所以選手在結束練習和重量訓練之後，就會拿到像是蛋白棒、起司或加了高蛋白質的冰沙等「有助於增強肌肉的零食和飲品」。

相反地，針對像是越野跑者這種一旦肌肉量增加過多，會造成時間成績變長、影響到表現的選手，提供的就是香蕉、水果乾、玉米片等「精實身體肌肉的零食」。

在這一章當中，**我會以這些史丹佛大學提供給運動員的飲食中的「重要觀念」為基礎，為各位介紹可以有效對抗疲勞的食物，以及攝取方法的重點**。

有些人或許早就具備充分知識，認為「這些我都知道了」。對於這樣的人，我的建議只有一個。

那就是**不要做得太完美**。

不只是飲食，任何事情只要過於嚴苛，都會造成壓力。而這就是疲勞的根源。

相反地，如果空有知識卻知而不行，一旦真的實踐，很容易就會產生「好麻煩」、

「我辦不到」的心態。

吃東西最重要的是抱著「開心」的心情去品味。

我會盡量以淺顯易懂的方式為各位說明，所以大家可以抱著先概略瞭解基本觀念的心態來閱讀，**「不時再回想思考就行了」**。

將自己的身體打造成「銅牆鐵壁」

擁有學生人數約八百至九百人的史丹佛大學運動醫學中心，在二〇一五年設立了「運動員專屬餐廳」。

基本上，所有運動員早上、中午、晚上都會在這裡依照專業建議，均衡攝取**優質蛋白質**（攝取不足會導致肌肉衰退，內臟功能下降）、**碳水化合物**（膳食纖維、醣質），以及身體恢復所需的**維生素**等各種營養素。

隨著年級上升，有些學生會希望搬出宿舍，到外頭合租房子。為了這些人，中心也會經常舉辦「營養師廚藝教室」的活動。

這類活動的用意都是為了教導運動員學習自己動手做對身體有益的料理，而不是只會吃簡單微波解凍就能吃的冷凍食品或垃圾食物，傷害了最重要的身體。從這一點各位應該就能明白，飲食對運動員的培育來說，是多麼地重要。

養成選手強健的身體並支援一切的，說到底就是「飲食」。**飲食不只會影響選手的表現，就連之後的疲勞消除力也會不一樣**。

前面曾提到，疲勞分為「腦神經原因的疲勞」和「肌肉疲勞」。如果再進一步明確地分類，可以分成以下三種：

腦神經原因的疲勞

肌肉疲勞

內臟疲勞

各位或許不太有機會感受到，但其實就連「內臟」也是一樣，傷害如果沒有即時處理，肯定會引發疲勞發生。

大腦和肌肉的疲勞，可以靠著活動身體和ＩＡＰ呼吸法來消除。但是內臟，也就是**腸胃的疲勞，影響最甚的還是「飲食」**。

當然，飲食和大腦、肌肉也有密切的關係，所以針對飲食的各種考量，同樣也是防護員的重責大任。

「吃什麼？什麼時候吃？怎麼吃？」

為了完美打造運動員不會疲累的身體，我們對這三點可以說相當重視。

維持運動員強壯身體的「早餐術」

聰明攝取「維生素」和「蛋白質」

史丹佛大學的營養師，主要是負責照護在營養方面需要專業醫學協助的選手。

例如女性選手很多都有「飲食障礙」（eating disorder）或「缺鐵」所引發的貧

血問題。另外像是注重身體精實的跑者，營養師也會密切觀察追蹤，注意是否有減重過度的問題。

由於營養師的人數有限，所以我們防護員也必須具備能夠提供飲食建議的知識。

於是，運動醫學部平均每幾個月就會舉辦一場半天的研習活動，邀請任職於各領域的營養師來演講。甚至經常找來亞洲和歐洲的營養研究學者，增加並更新我們的飲食相關知識。

史丹佛大學本來就是一所資金雄厚的私立大學。

尤其像是籃球和美式足球這種受歡迎的運動，每一次的長途出賽都是包機行動，住宿也經常都是「希爾頓」或「萬豪」等高級飯店。

從體能訓練的觀點來說，舒適的交通和住宿乍看之下可以帶來正面效益，但必須小心在飲食方面**不能「吃太好」**。

每次球隊長途出賽的日期一決定，我們就會立刻聯絡飯店的餐廳負責人，討論選手們住宿期間的飲食內容。

由於人數多，所以大多是採自助式用餐，但關於餐點內容，絕對不會交由飯店自行決定，而是由我們事先指定包括早中晚在內的所有餐點。

比起高脂高熱量的頂級沙朗牛排，雞胸肉對運動員來說才能算是「豐盛」。另外，運動員需要的是營養豐富的新鮮蔬果，而非香甜美味的鬆餅。我們一定會要求要有可以攝取到**「維生素」和「蛋白質」的食物，因為這些都是消除疲勞不可或缺的營養素**。

比起「豪華豐盛」，「簡單」而「營養」更重要。

這就是頂尖運動員飲食的基本原則，也是營養師和我們防護員共同的「簡易方針」。

「不吃早餐」是最「糟糕」的作法

必定會引發疲勞的「血糖震盪」的恐怖

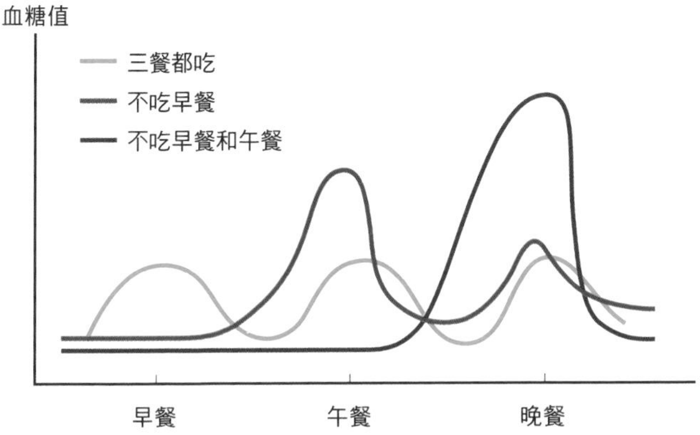

不吃的情況愈多，「血糖急速大幅波動」就愈激烈，也比較容易覺得累。

「有沒有吃早餐？有吃的話吃了什麼？」

我每天都會要求選手向我報告早餐的情況，甚至之前擔任十幾年的籃球隊防護員時，我還會要求每一個球員在無法向我報告的假日，將早餐吃過的東西以電子郵件告訴我。

這是因為**「早餐」有沒有吃、吃了什麼，對於接下來一整天的表現和疲勞程度，有非常大的影響**，所以我才會這麼要求。

尤其要注意的是不吃早餐所引發的**「血糖震盪」**。

假設不吃早餐直接進行訓練，肚子餓就會導致午餐吃下過量的東西。人的血糖值通常保持在微幅上下的狀態，但是空腹後大量攝取會造成血糖值急速飆升，之後又急速下降。

這種現象就稱為「血糖震盪」，可能導致糖尿病和心臟病的發生。

對年輕選手來說，當然不會馬上演變成生活習慣病，不過**血糖的急速大幅波動也是引發睡意和疲勞感的主要原因**，因此在球隊裡絕對嚴禁不吃早餐的情況。

只有早餐可以改變「當天的能量」

不吃早餐，**有時候會導致「體溫不易上升」**。

人體的體溫有一定的規律，在「睡前～睡眠中」會慢慢下降；相反地，「起床前～醒來之後」會愈來愈高。

然而，如果不吃早餐，原本應該在白天變高的「體溫上升」，比起有吃早餐的情況，上升的速度會比較慢，表現也比較難提升。

非但如此，**早餐也是接下來一整天活動的「能量來源」**。

早餐前最後吃下的「前一天的晚餐」，在睡前或半夜就會被消化，作為修復和修補身體所需的能量。

因此，如果不趁著早上為身體補充當天活動的能量來源，身體就只能在「沒有能量的狀態下」應付中午前的活動。

沒有吃東西就活動，等於是將疲勞帶給自己。

不吃早餐的狀況，就像不得不用「半夜沒充電，白天電力所剩無幾的手機」撐到中午。

無法在「大腦最清楚」的中午之前發揮完全實力，對上班族來說應該是一大重創吧。

早餐「時間」要固定

並不是只要在中午之前，任何時間吃早餐都可以。**「早餐時間」最好盡量固定**。

和睡覺一樣，時間固定了，生活自然有規律，身體恢復最重要的自律神經就能正常運作。而且，一大早通常不會安排工作，所以**早餐是三餐當中最容易做到固定時間的一餐**。

另一個連帶的好處是，早餐的時間固定，代表起床的時間也要固定，如此正面循環之下，生活也會比較規律。

不過，「睡到快遲到了，但還是吃了早餐」，這種情況最好也要避免。**因為時間不夠而狼吞虎嚥，同樣也是引發疲勞的「血糖震盪」的原因之一。**

為了避免一早開始就精神不濟，大家最好還是「定時吃早餐」。

保持「規律」的早餐內容

史丹佛大學球隊在出賽時，早餐幾乎不會有什麼特別的改變（尤其是自助式早餐）。

基本早餐

- 高纖玉米片（搭配新鮮水果和低脂鮮奶，或豆漿、米漿。膳食纖維有助於減緩血糖上升的速度）
- 低脂乳清蛋白（搭配冷凍水果）
- 高纖吐司或貝果（全麥或裸麥等「咖啡色」食物。抹上約一湯匙的花生醬）
- 蛋白棒搭配優格，或一杯牛奶

＋

自助式早餐

- 雞蛋、培根、香腸、火腿
- 新鮮水果
- 薯餅之類的馬鈴薯料理
- 麥片粥
- 起司和牛奶

之所以準備了蛋和加工肉品，是因為比起攝取蛋白質，美國人比較習慣這樣的內容。**早餐最重要的是「一定要吃」**，所以才會準備選手們吃習慣的東西。

馬鈴薯雖然不容易消化，但由於薯餅也是美國人習慣的早餐，所以還是準備了。

燕麥煮過軟化的**「麥片粥」**也是常見的早餐，再加入牛奶一起吃。選手們都知道麥片粥很有飽足感，所以都會吃。有機會大家一定要試試看。

「起司」要挑選沒有經過「加熱處理」的

「優格」和「起司」也是美國人常吃的早餐，這兩種都是有助於維持腸道環境平衡的發酵食品，還能攝取到蛋白質，可以說是一舉兩得。

只不過，加工起司這一類的起司由於經過加熱處理，原本的益菌已經被殺死，所以相較起來，**「天然起司」能夠為腸道帶來更多的益菌**。

說到發酵食品，日本的早餐遠遠大勝美國。**味噌是非常好的營養食品**，就連生吃營養素較少的**小黃瓜，藉由米糠醃漬之後，「維生素B1」增加，變得可以有效消除疲勞**。

早上是身體「飢餓狀態」處於最尖峰的時段，相對也是營養吸收力最好的時候。

如果想更有效地從體內打造不會疲累的身體，可以把**味噌湯、納豆、米糠漬物**這類日本獨有的優良發酵食品，當成固定的早餐內容。

「一日三餐」說不定正是造成疲勞的原因

「吃飽」就會累

關於飲食，史丹佛大學的另一個嚴格規定是：**嚴守八分飽的原則**。

以「早餐」為例，運動員都知道，早餐後到中午之前如果有練習，吃太飽就會導致動作遲鈍，所以早餐都會有所克制。不過，大家是否有一大早就不小心吃太飽的經驗呢？

一旦吃太飽，消化時間會拉長，導致白天「早餐後」和「午餐後」產生倦怠感。

另外，晚餐如果吃太飽，睡覺時腸胃就必須努力消化，有時會造成身體無法在睡眠時進行「恢復」和「修補」，得不到妥善的休息。

留意「吃八分飽」。這樣一個簡單的動作，也是預防疲勞、不把傷害留到隔天的方法之一。

避免「空腹」，方法是增加「吃東西的次數」

維持八分飽的運動員，**會不停地吃東西**，像是要為了「補償」一樣。

這是因為如果可以在練習的空檔吃點東西，適當補充能量，將有助預防並消除能量耗盡引發的疲勞。

另外，**吃零食也能避免正餐吃太飽**。

運動員最常吃的零食，是前述中提到經過營養師嚴選，**由堅果、穀物、水果乾製成的穀物棒**（每次分量為一根）。堅果外表或許看不出來，但其實是富含蛋白質和礦物質的高營養食物。

後面內容會再提到，「水果」也是非常好的零食之一。大家不妨就把**「吃八分飽」＋「肚子餓就吃堅果或水果等零嘴來止飢」**，當成是「預防吃太飽導致太累的對策」。

身體重新啟動所需要的「食材」、「營養」和「分量」

以「料多飯少的牛肉蓋飯」概念來攝取「蛋白質」和「碳水化合物」

史丹佛大學的選手們，午餐基本上都是**「蛋白質」搭配「沙拉」**。

最常見的就是火雞胸肉和烤牛肉、起司，以及生菜、番茄等做成的三明治，非常簡單。

至於麵包，由於平時就要求他們少吃，所以即便想吃，他們也會盡量選擇**「裸麥麵包」**等高纖、營養、低醣的「咖啡色食物」。因為膳食纖維可以幫助抑制血糖上升。

在歐美國家，即便主食是肉類和魚肉，最先上菜的都是麵包。就算是點義大利麵，也會附上麵包。

然而，**在主食之前如果先吃下高醣的麵包，很有可能就會引起血糖震盪**。再者，「義大利麵＋麵包」等於吃下過多含醣的碳水化合物，因此我們防護員會負責在出賽前事先要求飯店「餐點避免同時出現義大利麵和麵包」。

每一餐的碳水化合物要盡量控制在「一道」以內。這是我們運動醫學中心的基本要求。

每一次長途出賽時，我們都會仔細觀察選手們在取用自助餐點時，是不是吃了太多麵包？有沒有確實攝取蔬菜？是否均衡攝取所有營養？

「蛋白質」和「碳水化合物」的攝取比例（一天）示意圖

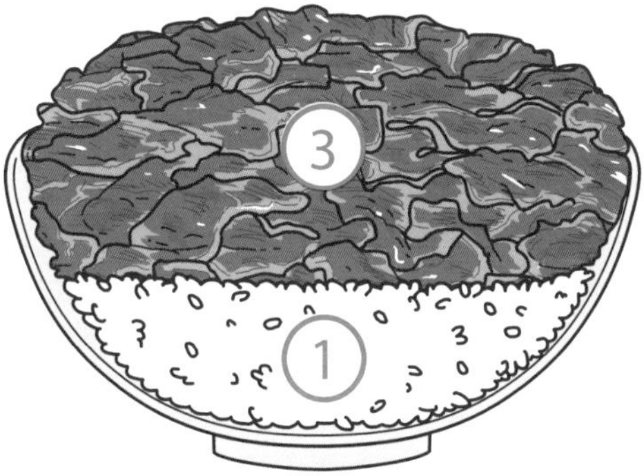

史丹佛大學要求選手以「牛肉為白飯的三倍分量」的概念來攝取「肉類」和「米、麵包類」。

餐點裡假使有巧克力豆餅乾，我們也會要求飯店撤下。

話雖如此，就和早餐一樣，如果限制太多，就無法放鬆開心地「吃」，甚至可能在禁止的反效果之下吃起垃圾食物。

因此，要想擁有不會疲累的身體，大致的參考方法是，一餐當中**「蛋白質和碳水化合物的比例為3:1」**。原則上**蛋白質的分量至少要是碳水化合物的一倍以上**，但是不要完全不吃碳水化合物。

以全世界來說，日本人算是高碳水化合物飲食的國家，如果不多加留意，兩者的比例會正好相反。

這麼一來，由於碳水化合物會在人體中轉化成葡萄糖，所以免不了就會變成「糖分過剩」。大家可以想像「**大量牛肉搭配少量白飯的牛肉蓋飯**」，以這樣的比例來均衡攝取蛋白質和碳水化合物就行了。

以「水果當零嘴」，迅速補充維生素

上述提到，八分飽的三餐之間空檔，肚子餓的時候，吃點零食就行了。其中特別要跟大家推薦的是「水果」。

運動員經常會以**香蕉**、**橘子**、**蘋果**、**梨子**當零食，經常整顆蘋果或梨子拿起來就直接啃。不用削皮，隨手就能拿來直接吃，非常方便。這一點或許就是受歡迎的原因。

重點在於**盡量挑選可以直接吃的水果**。

水果中當然也含有醣質，各位或許會質疑醣質不是不好嗎？不過，若是從補充消耗的能量這一點來看，「醣質」絕非萬惡不赦的東西。應當避免的其實是遠多於蛋白質攝取量的「碳水化合物」，以及不易消化、對內臟造成負擔的「過多的脂質」。

同樣是甜食，脂質含量少的水果是允許的。況且**水果也富含有助於消除疲勞的維生素**。

在全世界造成話題的恢復食材——「雞胸肉」

運動員最常吃的晚餐主食包括**「牛瘦肉」、「白肉魚」、「雞肉」**等有飽足感的蛋白質。

尤其是**牛瘦肉，不但脂肪含量少，而且富含左旋肉鹼（L-Carnitine）。大家都知道左旋肉鹼正是消除疲勞所需的胺基酸。若是以大蒜煎成牛排，更是一舉兩得，因為大蒜中含有「蒜胺酸」（Alliin），會轉化成有助於消除疲勞的「蒜素」（Allicin）**。

左旋肉鹼還能預防肌肉痠痛，除了牛瘦肉以外，也富含於牛奶中，所以史丹佛大學的選手們也有喝牛奶的習慣。

白肉魚是低熱量、高蛋白質的食材。順帶一提的是，鮭魚也屬於白肉魚的一種。

雞肉同樣也是大家都知道的「低熱量、高蛋白質食材」，尤其**雞肝含有非常豐富的維生素A，可以維持眼睛和皮膚黏膜的健康**。而且雞肉很容易消化吸收，可以說最適合接著就要睡覺的晚餐時間食用。

不只是運動員，從「消除疲勞」的觀點來說，我最想推薦給大家的是雞肉，特別是**「雞胸肉」**。因為研究顯示，雞胸肉含有一種叫做「咪唑二肽」（Imidapeptide）的胺基酸，可以有效防止細胞「氧化」的受傷現象，移除活性氧，消除大腦的疲勞。

咪唑二肽是近年來特別受到注目的消除疲勞物質。

一般認為「鳥類由於羽毛根部（胸肉附近位置）含有咪唑二肽，因此候鳥可以長時間飛行而不會累」。

咪唑二肽其實不只存在於鳥類的身體中，動物身體中**「經常活動、容易疲累的部位」**，都含有咪唑二肽。

例如大家都知道鮪魚是一種洄游魚類，「一旦停止游動就會死亡」。鮪魚身上不停擺動的尾鰭根部附近，就含有咪唑二肽。就連睡眠中仍不停運作的人類大腦，也含有豐富的咪唑二肽。

雞胸肉的熱量和脂肪都很低，尤其接近胸肉的「里肌」部位，脂肪含量更是稀少。烹調之後口感依舊鮮嫩不乾澀，以「消除疲勞食材」來說，是非常推薦的蛋白質。

「咖啡色碳水化合物」的營養素是白米的八倍之多

麵包之類的「碳水化合物」，並非所有都是不好的。

精緻麵粉做成的麵包和白米由於醣質含量高，最好避免**（避免白色食物）**，取而代之挑選裸麥麵包和糙米應該就沒問題了**（選擇咖啡色食物）**。

我經常在選手的沙拉中加入大量的**「庫斯庫斯」**這種被稱為是全世界最小的義大利麵，用來取代白麵包。

庫斯庫斯除了有豐富的膳食纖維以外，更含有**「鈣」和「鎂」**。

鎂是礦物質的一種，有強化骨骼和牙齒的作用，除此之外還能減輕壓力，提高代謝力，是體能訓練時必需的營養素。

此外，我也會要求選手們積極攝取**「各種穀物」**。

藜麥、莧籽、稗子、小米等穀物，都是對身體十分有益的「超級調理食物」。

我通常會建議選手們將這些穀物一起加進沙拉裡，自然而然地攝取。我負責照護的那些籃球選手在嘗試過之後，最後大家都一致表示「愛上穀物了」。

穀物有豐富的「膳食纖維」和「維生素」，可以抑制血糖上升，協助消除內臟疲勞。

藜麥的膳食纖維是「白飯」的八倍，其他像是蛋白質、鉀、鈣、鎂、鐵等身體

不可或缺的營養素，含量也有白米的二至八倍，是名符其實的超級食物。

小米富含「維生素B1」，可消除肌肉疲勞。另外同樣也可以攝取到消除疲勞必須的「鉀」和「鎂」。

莧籽含有「離胺酸」（lysine），可協助身體打造強壯的骨骼和肌肉，是一種促進能量代謝的必需胺基酸。

穀物由於獲選為NASA認定的太空營養食物，加上許多超級名模都在吃，因此受到大眾的注目。但如果因此認定穀物是「特殊健康食材」或「注重抗老、美容的人才會吃的東西」，實在太可惜了。

因為就連容易疲勞的人，或者是希望打造不容易疲勞的身體，只要積極攝取穀物，就能體會到它「抗疲勞」的功效。

蔬菜的「午餐攝取量」愈多愈好

蔬菜含有豐富維生素，可幫助消除疲勞，還能促進消化。

史丹佛大學的選手們經常在午餐的時候攝取蔬菜。

許多選手一天都會吃到三餐以上，很多甚至在午餐之前就吃了兩餐，或者為了應付下午三點開始的練習，兩點之後再吃一餐也是常有的事。因此午餐時，很多選手都會以**「不容易填飽肚子」、「快速吃完」、「營養豐富」的沙拉**作為主食。

如果要實行「一日多餐計畫」，從補充營養和消化方面來說，建議可以採取這種原則，將沙拉集中在午餐食用。

球隊出賽時，我會要求飯店一定要在早、中、晚三餐中準備黃綠色蔬菜，包括羽衣甘藍和菠菜等葉菜，以及南瓜、青花菜、紅蘿蔔、彩椒等。其中當然還是以午餐的消耗量最多。

愈是加工，「所有營養」都會流失

史丹佛大學提供給選手們的沙拉吧，同樣也有豐富的蔬菜。但不只是史丹佛大學，有些日本人看到美國的沙拉吧都會感到不解。

其中原因主要應該是以下兩個：

第一個原因是，**「幾乎所有蔬菜都是生的」**。

就連以日本人的感覺來說「理所當然要汆燙」的青花菜和白花椰，也是生的。蘑菇也是直接切薄片生吃，就連南瓜和彩椒也是一樣，切薄片就直接吃，完全沒有經過任何烹調。

菠菜有時候會煮得爛爛的，搭配肉類料理一起吃，但作為沙拉還是生吃居多，這應該是美國才有的吃法吧。最近日本市面上似乎也開始買得到沒有澀味、可以生吃的「沙拉菠菜」了。

第二個原因是，所有蔬菜都不像日本一樣切得很整齊。

不管是菠菜或西芹，美國沙拉吧的蔬菜都只是大略切過而已。不像日本處理得比較仔細，因此有時菠菜裡還看得見根，或是西芹混雜著莖和葉也很正常。

這些沙拉雖然看似偷懶沒有處理，不過事實上，這才是打造不會疲累的身體最適當的「處理方式」。

青花菜和白花椰雖然有豐富的「維生素C」，可以幫助身體抗壓，但一經汆燙之後，幾乎所有營養素都會流失，所以生食反而營養價值比較高。

另外像是菠菜的根部營養價值也非常高，**西芹的葉子也含有豐富的「維生素B群」，有助於消除疲勞**，膳食纖維也很豐富。

沙拉中常見、「不需要任何處理就能吃」的番茄，含有甜味成分麩胺酸（glutamic acid），**具有「修復傷口」和「促進消化」的作用**。

各位何不仿照美國的作法，以**「偷懶」**的方式來準備沙拉。

想打造不會疲累的身體，建議「切完、洗完就好」的超級偷懶沙拉，不僅方便省時，還能更有效地攝取到營養。

不會疲累的運動員絕對忌口的「嚴禁的疲勞食物」

「毒性」比「風險」早一步降臨

針對食物，我特別在意的一點是，**「不好的食物一吃下肚，傷害立刻就會以疲勞和倦怠感表現出來。」**

很可惜的，就算攝取「有助於消除疲勞」的食物，也無法自己決定這些營養素的「使用途徑」。有權決定的，**是我們靠意識無法左右的身體本身**。

因此，我們很難馬上就感覺到飲食「讓疲勞消失了！」。由於沒有實際的感覺，所以即便是「不容易引發疲勞的好習慣」，也很難照著做。這就是飲食和疲勞之間的難處。

麻煩的是，相對於「有助於消除疲勞的飲食」效果不易顯著，**「會助長疲勞」的食物和飲料，則是當下就會產生「疲勞」**。

因為這類食物會直接對腸胃造成負擔，引發「內臟疲勞」。

各位是否曾經吃完油膩的油炸食物之後，覺得反胃不舒服，隔天身體無力、覺得很累？這就是食物對腸胃造成負擔，「內臟疲勞」透過感覺表現出來的證據。

尤其是**「飲料」，由於比食物更快消化吸收，所以有些會更快引發疲勞感，一定要注意**。

令人焦急的還有，順應身體欲望吃下肚子裡的東西，「其實會助長疲勞」。

舉例來說，有些人累的時候就會「想吃點鹹的」。

但是，日本人原本就是屬於鹽分攝取較高的國家，例如「味噌湯」和「醬油」等。假使再攝取更多鹽分，只會加重對腸胃的負擔。

主動放進嘴巴的東西，很可能會打亂隔天的身體狀態。

這一點希望大家務必謹記在心。

避免「這一味的早餐」

前面提到「早餐最重要的是『一定要吃』」。不過當中也有盡量要避免的東西，那就是**「甜味早餐」**。

我也經常提醒選手們「總之早餐就是不准吃甜的！」、「甜味早餐很危險！」。

最具代表性的甜味早餐，就屬法式吐司和鬆餅了。

近年來日本也開始流行這些食物，但可能是再三叮嚀的效果吧，愈來愈多選手都開始在早餐避開這類食物。

甜食早餐幾乎是「全醣質食物」，很容易引發血糖震盪，等於在一天的開始，就讓自己變成「容易疲累的身體」。

而且萬一不小心吃太多，相對地就無法攝取到其他重要的營養素。

在史丹佛大學的選手當中，有些學生也會想吃法式吐司或鬆餅。對此我們不會禁止，不過會要求至少**不要淋楓糖和糖粉**。或者建議將糖漿另外放，**像吃生魚片沾醬油一樣少量沾取就好**。

當然，滿滿的鮮奶油對「出賽的選手」來說，也是不可能允許的。

吃「零食」會消耗「體內維生素」

前面提到「可以選擇水果當點心」，但以點心來說，最好還是**避免「加工甜食」**。

零食、蛋糕、冰淇淋等大家愛吃的東西，當中並不含維生素和礦物質等有助於消除疲勞的營養素，加上醣質和脂肪含量高，因此瞭解這個道理的史丹佛大學運動員都幾乎不太吃。

而且，**吃零食可能反而會導致體內的維生素消耗**，對運動員而言，通常都被視為是「疲勞食物」而嚴格禁止。

用更「簡單」的方式來思考

嚴格管控飲食非常困難，不過只要記住幾個基本原則，在挑選的時候就可以作為參考。

以下整理了一些有效對抗疲勞的營養素及富含的食物，謹供大家參考。

【蛋白質】

● 左旋肉鹼（牛瘦肉、羊肉、牛奶）
● 離胺酸（乳製品、豬肉、沙丁魚、鮭魚）
● 咪唑二肽（雞胸肉、鮪魚、鰹魚）
● 麩胺酸（番茄、海藻類、大白菜）

【維生素】＊維生素遇熱會被破壞，要盡量避免。

● 維生素Ａ（雞肝、鰻魚肝、雞肉）
● 維生素Ｂ群（豬肉、小米、菠菜、西芹）
● 維生素Ｃ（青花菜、檸檬、白花椰）

【礦物質】

● 鉀（藜麥、香蕉）
● 鎂（海藻類、藜麥、小米、堅果）

【其他】

●蒜胺酸（大蒜）

一天當中完整攝取到這些所有營養素是最理想的，真的做不到，至少要瞭解「避免高脂肪的甜食」、「盡量每天吃不同的東西」、「蛋白質和維生素一定可以消除疲勞！」的原則，自然能夠輕易避免「會引發疲累的飲食」。

阻礙消除疲勞的「飲料」對身體的實際傷害

「一瓶寶特瓶」汽水含有「十茶匙的糖分」

和食物一樣，不，必須比食物更加留意的是「飲料」。

飲料的「方便性」在於比食物容易取得，且不需要烹煮，隨時隨地就能喝。因此，一不小心就可能會將「疲勞的根源」不停地喝下肚。

史丹佛大學的選手幾乎從來不喝**「汽水」**。

汽水的問題在於糖分。研究指出，**「一瓶寶特瓶的汽水就含有滿滿十茶匙的糖」、「一瓶就超出一天的糖分攝取量」**。

雖說確切的分量會隨著製造商而不同，但飲料的另一個特殊之處在於，就像前面提到的，喝下之後會瞬間被身體吸收，所以非常容易引發血糖震盪。

在運動後和夏天，大家很容易就會想喝甜甜的汽水。不過在我們的認知當中，**「甜膩的汽水就是可能招致疲勞和肥胖上身的危險飲品」**。

水以外的東西「最多以一杯為限」

下一章會再提到，「補充水分」是消除疲勞必備的習慣之一。選手們的飲料，基本上就是**「水」**。

選手在長途出賽時，我們要求飯店準備的除了水以外，另外頂多只有冰茶和檸檬水。而且還會嚴格叮嚀飯店，**「如果有學生想喝檸檬水，最多以一杯為限」**。

美國的檸檬水通常不會加氣泡水，大部分都是現榨檸檬汁加上蜂蜜或少量砂糖增加甜味，然後加水稀釋而已。

檸檬的「維生素C」有助於消除疲勞，因此假使真的非常渴望氣泡的刺激口感，也可以用檸檬汁兌氣泡水來喝。

總結來說，不會引發疲累的喝法就是：**「想打造不會疲累的身體，就必須克制飲品中的糖分」**、**「避免喝汽水」**、**「原則上如果要喝兩杯以上，就只能選擇『水』」**。

「酒：水＝一：一」的喝法可以將傷害減至最低

說到疲勞，不管在日本和美國，經常可以聽到一個問題是：「有時候回到家想放鬆一下喝點酒，一不小心卻喝太多，反而變得更累……有沒有什麼方法可以放鬆喝酒而不會累的嗎？」

在史丹佛大學所在的加州地區，法律規定須年滿二十一歲才能飲酒。加上我的工作是在大學裡任教，所以基本上我都會**要求選手「不准喝酒！」。再說他們基本上也不會喝**。

二十一歲以上的選手，有些人在出席正式宴會派對時，「手上都會拿著一杯紅酒」。

只不過，從酒杯裡的酒完全沒有減少這一點來看，他們應該是一口也沒喝。

這樣的要求雖然看似嚴格，但我的想法是，**「想靠喝酒消除疲勞是非常困難的方法，即便有效，大多也只是『壓力釋放』或『心情轉換』等心理上的感覺而已。萬一喝過量，甚至連這些效果都得不到」**。

雖然都是一些很基本的道理，但不想給身體帶來傷害，重點就是「別把喝酒當成消除疲勞的方法」、「要喝也要有所節制，並且**搭配『同等量的水』**」。

喝下同等量的水，自然就能達到控制飲酒量的效果。

「能量飲料」在科學界擁有正反兩派的論點

最後，說到「消除疲勞」，一定會被拿出來討論的就是**「能量飲料」**。

無論是美國和日本，大家都希望「能夠迅速解決疲勞和睡眠不足問題」，因此市面上可以看到各式各樣的能量飲料。只不過，**即便在美國和日本都是同一家製造商生產的同樣名稱的能量飲料，裡頭的成分卻不同**。

尤其來自美國的能量飲料，雖然如今也在日本大受歡迎，但**很多時候，美國原始版本裡所加的成分，到了日本就全都不見了**，讓人不得不質疑是否真的還有效。

舉例來說，在日本和美國都使用同樣名稱的「某能量飲料」，在美國添加了牛磺酸（Taurine），但是日本的卻沒有。

這是因為日本可以合法添加合成牛磺酸的只有「醫藥部外品」，**加入被歸類為「汽水」的能量飲料當中，是違法的行為**。

牛磺酸富含於烏賊、章魚、鰻魚等日本食材中，一般認為具有消除疲勞的功效。日本的精力飲料也通常會標明「含○○克牛磺酸」，聲稱含量愈多，效果愈好。

但奇怪的是，美國無論是訓練相關的人員或運動員，從來不會去注意牛磺酸。實際上，有些人認為**「並沒有任何臨床數據或論文顯示牛磺酸可以減輕健康者的疲勞」**，甚至有研究報告指出**「實驗動物被投予牛磺酸之後，行動力反而減弱」**。

依我個人淺見，無論是加了牛磺酸的精力飲料，還是美國和日本市面上的能量飲料，「喝了馬上消除疲勞」、「疲勞消除，表現提升」的實際感受，似乎並沒有太明顯。

「飲用過量導致死亡」的案例

另一點務必謹記在心的是，能量飲料一瓶就含有一百至一百五十毫克的咖啡因，**飲用過量會導致咖啡因中毒，嚴重的話甚至死亡**。

二〇一五年五月就曾經發生一位二十幾歲的男子，由於長期飲用能量飲料，最後導致死亡。這名男子是個輪班制的員工，值大夜班時為了保持清醒，經常靠能量飲料來提神，最後死因判定為能量飲料攝取過量引發咖啡因中毒。

根據歐洲食品安全局（European Food Safety Authority）的標準，**每日的咖啡因理想攝取量（成人）為「一天最多四百毫克，且每次攝取不超過兩百毫克為佳」**。四百毫克的咖啡因換算成咖啡，大約是四、五杯左右。

如果想喝咖啡「提神」，一定要注意這個分量。

史丹佛大學的選手雖然被禁止喝汽水，但有些人會私底下在比賽前服用能量飲料。不過我想，他們應該都是抱著一種迷信的心理在喝。

每個選手平時都是盡可能地練習，注意日常飲食和睡眠，不停重複瀏覽教練提供的作戰影帶，直到覺得「該做的都做了」、「已經完全盡力了」為止。

但即便是這樣，出賽前還是會信心動搖。所以為了提振勝利的鬥志，才會選擇能量飲料，當作是最後的致勝關鍵。

就像是上班族，也可以把能量飲料當作是一種「心理手段」來喝。我是這麼看待的。

在選擇能量飲料之前，先盡自己所能地去實踐「預防疲勞」、「消除疲勞」、「不會疲勞的飲食法」。**這麼做對於打造並維持「不會疲勞的身體」而言，是比較有效率而明確的方法**。

不是隨隨便便就選擇「營養食品」和「能量飲料」，而是學習如何靠自己打造「不會疲累的身體」，這才是百歲人生必備的「疲勞控制術」，不是嗎？

第3章所介紹的「不會累的飲食計畫」簡易版

早

吃習慣的東西

＊大原則是「不能不吃」
＊時間固定
＊避免「甜食早餐」
＊多吃發酵食品

↓

餓了就吃點心
(水果或堅果)

↓

午

大量的沙拉（維生素）、蛋白質

↓

餓了就吃點心
(水果或堅果)

↓

晚

充足的蛋白質

↓

喝酒必須遵照
「酒：水＝1：1」
的比例

一天當中：

- **每一餐維持「吃八分飽」**
- **攝取足夠的維生素和蛋白質**
- **碳水化合物選擇「咖啡色」優於「白色」**
- **理想為「蛋白質：碳水化合物＝3：1」**

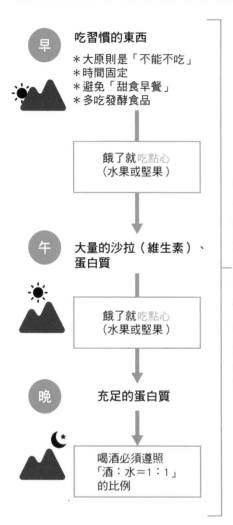

4 章

史丹佛式的「忙碌工作法」

——再忙也能將身體傷害減至最低的方法

為過勞者量身制定的「不會疲累的清醒策略」

全力以赴的同時，盡量「減低身體傷害」

最後第4章要討論的，是在全力以赴忙碌於工作的同時，將疲勞帶給身體的傷害控制在最低限度的**「忙碌工作法」**。

這是我根據運動醫學知識，以及身為防護員的經驗，運用「打造不會疲累的身體」的機制制定出來的一套方法。

人沒有辦法完全消除疲勞，甚至有時候會忙碌到免不了感到疲憊，這就是現實。

雖然如此，沒有必要就此放棄，認為「反正還是會累」、「這也沒辦法」。

只要針對生活中不斷反覆進行成千上萬次的「基本動作」，以盡量不會對身體造成負荷的方式去做，就能將累積的身體傷害控制在最小。如此一來也就能避免「身體來不及恢復造成的疲勞困頓」。

將身體傷害減至最小，發揮最大能力面對工作的「忙碌工作法」，方法就是用「最低限度疲勞」的方式，來做所有的日常動作。接下來就來看看該怎麼做吧。

每一秒都會累或每一秒都不會累

我一再重申，疲勞是因為身體「多餘的動作」和「勉強的動作」所引發。

我們常以為自己「靜止不動」，但其實身體並非「完全靜止」，仍然保持著某些動作。

例如工作時來回走動，身體當然是持續保持「走路」的動作，通勤中還會再加上「上下樓梯」和「站在電車裡」的動作。

即便以為自己的工作「屬於辦公室性質，幾乎整天坐著不動」，不過事實上，身體還是會運用某些部位的肌肉來維持「坐著」的動作。

包括梳洗打扮、移動、日常家事和瑣事、如廁沐浴等，日常生活中身體一定隨時保持著某些「動作」，也免不了會受到重力的影響。

因此，即便是史丹佛大學的選手，除了練習以外，包括許多日常動作，我們都會教導他們要懂得運用「正確的身體使用方法＝不會疲累的身體使用方法」。

這也是為什麼他們不斷反覆進行嚴峻的練習，卻很少造成身體傷害，同時還能在學業和運動上發揮亮眼表現的秘密之一。

解釋人體正確姿勢的「X理論」

關於學習不會疲累的日常動作，首先我想跟各位介紹「不會疲累的基本姿勢」。

在瞭解基本姿勢之前，有一點希望各位要先有認知，那就是**「交叉症候群」**（Cross Syndrome）。這是布拉格學院所提出的「關於人類姿勢的理論」，在本書中我想直接就以**「X肌」**來表示。

各位應該會對「X肌」的說法感到摸不著頭緒，所以在這裡我要先簡單說明關於肌肉的特性，以協助大家瞭解。

肌肉有所謂隔著「骨骼」成對的「搭檔」

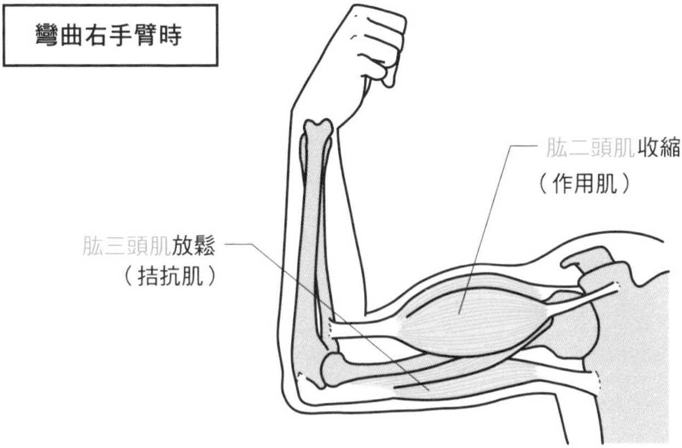

透過成對肌肉的「相反」作用，做出動作

人體在做例如手臂彎曲和伸直等動作時，主要使用的肌肉稱為「作用肌」（agonist），受動作牽動而放鬆的肌肉則稱為「拮抗肌」（antagonist）。

事實上，**肌肉幾乎都是成對活動的**，基本上某一個部位的肌肉活動時，受牽動的另一部分肌肉就會呈現放鬆。

舉例來說，握拳時肱二頭肌會成為「作用肌」而緊縮。這時候，和肱二頭肌相對應的肱三頭肌就是「拮抗肌」，呈現放鬆狀態。

只不過，拮抗肌並非「只是完

全放鬆」。控制作用肌不過度收縮，也是拮抗肌的作用。

另一點是，沒有一個肌肉是固定一直都是「作用肌」或「拮抗肌」。

例如伸直彎曲的手臂，和用力握拳時各部位的肌肉角色正好相反，肱三頭肌扮演的是作用肌的角色，肱二頭肌則變成拮抗肌。

此外，成對活動的作用肌和拮抗肌，幾乎都是隔著骨骼或關節呈對稱位置。這也是肌肉的特性之一。

一旦「X歪斜」，身體很容易就會感到疲累

人的骨骼和肌肉基本上都是「左右對稱」。臟器的大小和配置雖然有左右之分，例如心臟在左邊、肝臟在右邊，但「人體的骨骼和肌肉」生來就是呈現左右對稱的配置。

「作用肌和拮抗肌」

「左右對稱的骨骼和肌肉」

從這些來思考可以知道，**人體正確的狀態應該是以各種不同的形式保持對等的平衡**。

然而，這個平衡非常容易崩壞。而且，人體當中有一部分的肌肉很容易因為失去平衡而直接引發「疲勞」。那就是「X肌」。

所謂「X肌」，是形容下列A、B兩線交叉的模樣，看起來正好就像字母「X」，因此以正式名稱來說，將A、B兩線交叉的狀態稱為「交叉症候群」。

A：「鼻尖」和「肩胛骨最凸出的部位」之間的連線

B：「肩頸上端」和「乳頭上方位置」之間的連線

從側面來看，兩條線會如下頁插圖所示呈交叉的X形。

原本**A、B兩線交叉呈正X的狀態代表「不會累的正確姿勢」**，但如果身體一直維持前傾或背部反弓的姿勢，原本的正X形就會歪掉。

這麼一來，上半身會變成「A的兩端肌肉用力收縮，B的兩端肌肉放鬆」的歪斜狀態，呈現錯誤的姿勢。

也就是說，**原本的正X形一旦歪斜，一部分的肌肉就會因為收縮而不斷對身體**

「以秒為單位」左右著身體疲勞程度的「X」

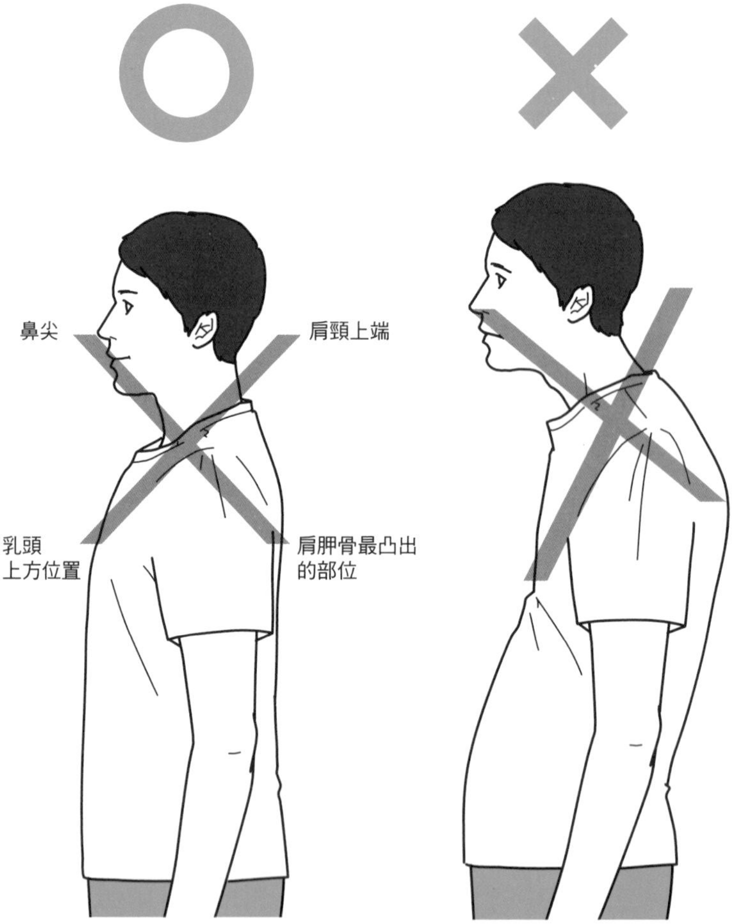

不會疲累的「X」形狀態

X歪斜=容易疲累

某部位造成負荷，使得身體歪斜，變成「容易疲累的姿勢」。

換言之，「A、B兩線的任何一端皆無過度收縮或放鬆，X呈平衡、沒有歪斜的狀態＝不容易疲累的基本姿勢」。

保持「耳朵」和「肩膀」呈一直線

既然然此，我們要怎麼確認「X肌」保持在平衡、沒有歪斜的狀態呢？要意識到位於體內的X肌恐怕相當困難吧？

各位請放心，要確認X肌是否呈正確狀態，只要注意**「耳朵」和「肩膀」**的位置就行了。

各位知道自己放輕鬆站立和坐下時，耳朵和肩膀的位置是怎樣的嗎？

你的耳朵是否比肩膀更為前傾呢？

假如是這種狀態，很遺憾地，你很有可能每天一早起來就是用「疲累的身體使用方法」在活動。你的身體姿勢恐怕不是駝背（胸椎到腰直椎），就是腰部反弓。

所謂X肌呈正常狀態，指的是**「耳朵和肩膀的連線筆直垂直地面」**。

完全不需要過度在意鼻尖或肩胛骨的位置。

因為，透過注意身體側面的垂直線，X肌自然會保持在正常狀態，使身體回到負荷最少的基本姿勢。

在忙碌的生活中，無論做任何動作，都盡可能保持耳朵和肩膀呈一直線的狀態。這就是忙碌工作法的基本姿勢。

史丹佛式的不會疲累的日常動作

不會疲累的「站姿」

從這個部分開始，我要向大家介紹在做「站立」、「坐下」、「走路」等日常生活的各種動作時，盡量不對身體造成傷害的方法。

保持「耳朵到肩膀的連線」筆直垂直地面

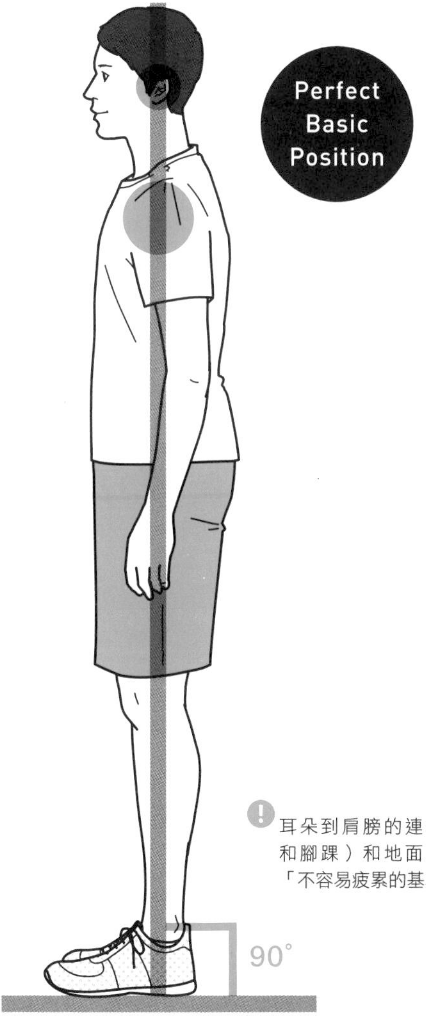

耳朵到肩膀的連線（包括膝蓋和腳踝）和地面呈垂直，就是「不容易疲累的基本姿勢」。

首先從**不會疲累的「站姿」**開始說起。

各位知道當我們在等人或搭電車等「站立」的時候，**通常身體的重心都是放在右腳**嗎？

一般認為這是因為橫膈膜的構造左右不同，因此很容易在無意識間仰賴「較厚、較大的右側」。

所以除非刻意，否則身體的重量通常會完全放在右側。

既然如此，我們在站立的時候，不妨可以**稍微地左右擺動身體**。也就是以腰間骨骼最凸出的部位為中心，左右小幅度地擺動，緩緩移動身體重心。

透過這種方法，可以減少體重經常只放在右側的時間，減低右側的負擔。真的只要「小幅度」就行了，所以等人的時候也可以輕鬆做到。

不會疲累的「坐姿」

接著是「坐姿」。首先，**有些人坐著的時候習慣蹺腳，這類型的人很有可能身體的平衡早已呈現歪斜**。

不會疲累的「站姿」

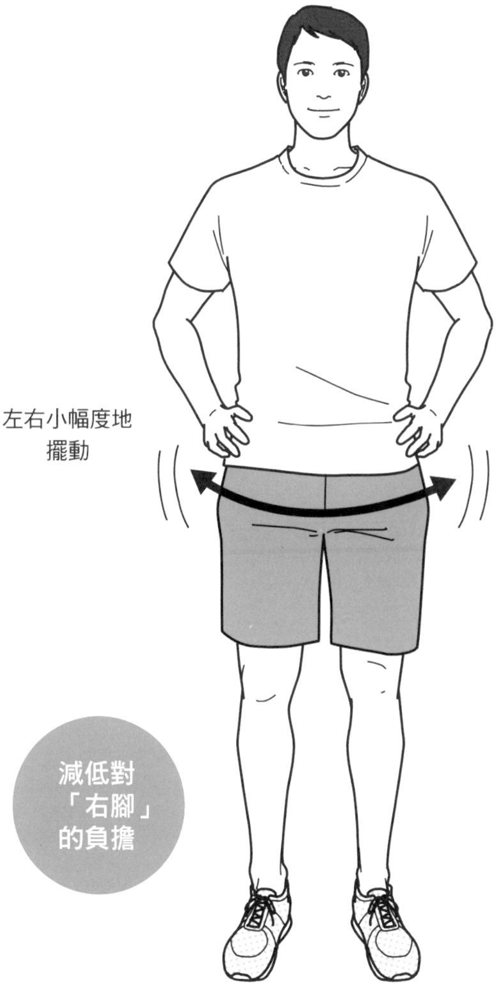

藉由左右均衡地稍微擺動，可以改善「體內的左右差」，
防止傷害累積！

例如當身體向右歪斜時，大腦（中樞神經）為了想辦法調整，於是會做出「蹺左腳」的指令，試圖平衡身體。不過這麼做非但沒有辦法改善歪斜的狀態，反而會使得身體的平衡更加惡化。

另外，各位一定也常聽到「坐著的時候不可以駝背」的說法。確實是這樣沒錯，但也有愈來愈人矯枉過正，反而變成腰部反弓的坐姿。這同樣也表示身體的中心軸歪斜，對身體造成不必要的負擔……

坐姿的重點就和基本姿勢一樣：**注意耳朵和肩膀保持一直線**。坐著的時候，也要隨時留意這條線。

另外還要**注意肩胛骨往中間靠攏，下巴直直向後收**。這個動作可以預防肩膀僵硬。

肩胛骨往中間靠攏的動作可以活動到「肩胛骨周圍的下斜方肌」，相反地，「肩膀周圍的上斜方肌」就會放鬆。

不會疲累的「坐姿」

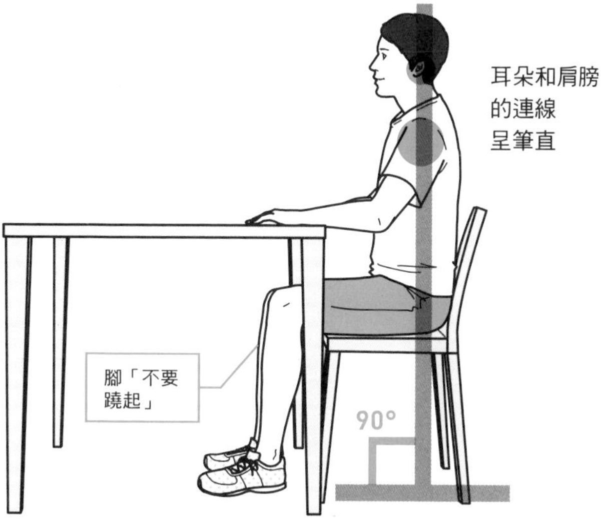

Behind angle

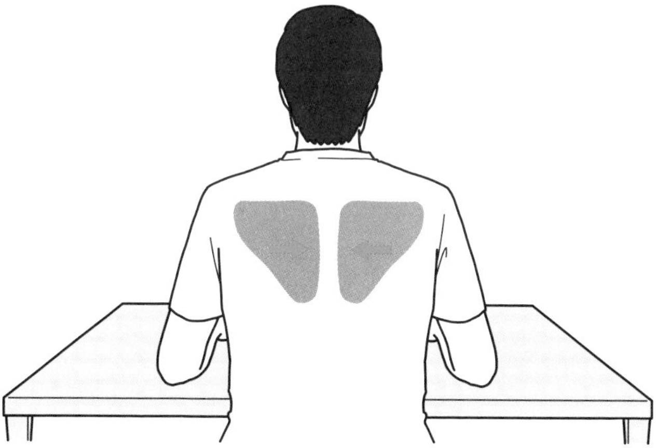

最好再將肩胛骨往中間收縮，
有預防肩膀僵硬的效果。

人在沒有特別注意的情況下坐著工作時，經常都是活動到肩膀周圍的上斜方肌，相對地，肩胛骨周圍的下斜方肌則是處於放鬆的狀態。

這便造成肩胛骨打開而變成駝背，肩膀周圍的肌肉隆起，導致「肩膀僵硬」。因此，只要透過肩胛骨往中間靠攏的動作施以反作用力，就能達到預防肩膀僵硬的效果。

不僅如此，上斜方肌放鬆還能**拉直頭部，使頭部和脖子回到正確的位置**。容易疲累的人，很多都有頭向前傾的傾向，只靠脖子來支持前傾的頭部。成人的頭部大約重達五公斤，所以這個姿勢很容易造成身體向前傾。

總而言之，肩膀僵硬的原因，很多都是來自於「肩胛骨的問題」。只要學會正確的坐姿，很快就能達到預防的效果。

每三十分鐘進行一次「腳部排毒」

久坐不動會造成下半身血流停滯，引發水腫和疲勞。嚴重者甚至會導致所謂的

「血栓」等阻塞的現象，也就是「經濟艙症候群」的初期症狀。

膝蓋後側有所謂的**「淋巴結」**，作用是處理全身淋巴管運送集中的老廢物質。久坐不動會阻礙淋巴結的活動，使得老廢物質一直囤積在體內無法排除。

如此一來，自然會引發全身性的疲勞。

想預防久坐造成的「坐姿疲勞」，可以**「每三十分鐘起身一次」**。不過，如果是在會議中等一些難以做到、必須避免引人注目的場合，可以改做132頁介紹的「踏腳」動作，每三十分鐘做一組循環。

這些動作可以改善小腿肚的血流，解決淋巴結功能停滯的問題，自然也就能減低久坐帶來的傷害。

不會疲累的「走路姿勢」

根據日本厚生勞動省所做的「二〇一六年國民健康營養調查」，日本人一天的平均步數為男性6984步，女性6029步。

對於平時沒有特別運動的人而言，這約六千次的反覆「步行」動作，假使能夠做得正確，將會成為非常好的日常身體訓練。

另外，對工作上必須不停來回走動的上班族而言，是否學會「不會疲累的走路姿勢」，關係著隔天的疲勞感，以及工作表現。

再加上還有一個說法是，**人一天光是走路，就會對腳造成約五百噸的負荷**。每天將近六千步的龐大負荷，如果用的是「會導致疲累的走路姿勢」，當然一定會引發疲勞。

既然如此，我們就來學習正確的走路方式吧。

- **步伐寬度保持約自己腳掌的兩倍**。人在累的時候步伐會變小，要注意隨時保持同樣的步伐大小。
- 走路時肩胛骨往中間靠攏，耳朵和肩胛骨保持一直線。

腳掌踩地的正確順序

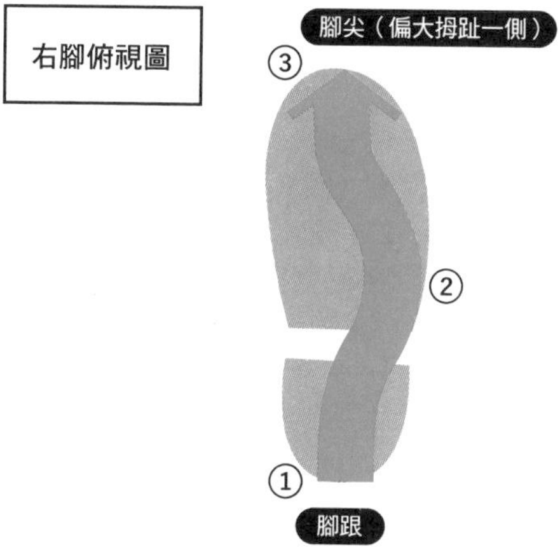

由腳跟順著向外畫圓的方式，依照①②③的順序踩地

隨時留意以「①腳跟↓②腳外側↓③腳尖（偏大拇趾一側）」的順序踩地。

人在累的時候，很容易以腳尖先著地，這說明了身體的X肌已經失去平衡。

腳尖先著地會使得整個人走路時身體向前傾，腳步交叉（右腳踩地偏左，左腳踩地偏右），導致X肌歪斜得更嚴重，身體前傾得更厲害。上了年紀之後，這將會成為跌倒的原因之一。因此，各位不妨從現在就開始學習腳跟先確實著地的走路方式，讓身體養成習慣。

另外，整個腳掌直接著地的「踏步走法」，會對足弓造成傷害，同時也是造成「足底筋膜炎」等發炎症狀的原因之一。由於腳掌會承受來自地面的反彈力，逃不了衝擊之下，自然會給腳帶來長期的傷害累積。

走路的時候，一定要留意「腳踩地的順序」。先以腳跟著地，只要做到這一點，就能大幅減輕腳的負擔。

將「通勤疲勞」減至最小的「吊環握法」

生活在以汽車為主要交通工具的美國，偶爾回到日本我都會覺得「搭乘這麼擁擠的電車還真是累人……」。

以東京來說，每個人平均的通勤時間約為一個小時。大多數的人工作都免不了要利用電車。

曾經有日本上班族問我：「搭電車時是站著比較好，還是坐著比較好？」如果不想造成疲勞和壓力，**絕對是坐著比較好**。

話雖如此，沒有位子坐根本就是上下班尖峰時間的宿命。既然如此，如何在站著的狀態下，使通勤的疲勞不再持續增加呢？以下就列出幾個重點跟大家分享。

●兩手握住車廂吊環

最理想的作法是**兩手各握住一個吊環**。

如果辦不到，就讓吊環位於身體的正中央位置，兩手一起握住吊環。然後向下施力緊拉吊環，固定住身體。

這個時候，用前面介紹的「不會疲累的站姿」，以腰部為中心左右小幅度地擺動身體。

可以的話偶爾蹬一下腳跟會更好，可以減輕雙腳的疲勞。

兩手握住吊環可以保持身體不會歪斜，加上電車的搖晃，對於經常承受身體重心的一側，也能達到分散負擔的效果。

●兩手交替握住吊環

如果「只想用單手握住吊環」（或只剩一隻手可以握住），可以**在電車每到一站的時候就換手握住吊環**。

這個方法同樣可以借助電車的搖晃，防止體重只放在身體單側的情況。

無論是雙手或單手，切記一定要保持「耳朵和肩膀呈一直線」的基本姿勢。

另外，「沒有握住吊環」的時候，可以保持耳朵和肩膀呈一直線的姿勢，**盡可能以IAP呼吸法來呼吸**，藉著提高腹內壓來穩定身體重心。

以「分散次數」的方式滑手機有助於減輕疲勞

很多人搭電車時應該都是「一手握住吊環，一手滑手機」吧，如果想多少減輕一點疲勞，最好的方法就是背部挺直，輪流換手拿手機，並且將手機放到眼睛正前方的高度……

從這一點來看，在擁擠的電車上滑手機，就「疲勞控制」而言，或許還是盡量避免比較好。

以實際狀況來說，**大部分的人滑手機時都是低著頭，姿勢與「耳朵和肩膀呈一直線」差距甚遠**。

各位可以觀察在電車上滑手機的人，低著頭造成下巴往內縮，脖子也呈現彎曲，耳朵向前傾，肩胛骨部位完全打開，這就是**典型的「容易疲勞的姿勢」**。

通常滑手機時，耳朵和肩膀的位置都會錯開，一定要特別留意隨時保持一直線。

另外，長時間滑手機會使得身體一直保持在往前傾的狀態。這完全就是「危險狀態」，等於是在為自己增加疲勞。要想避免這種狀況，建議可以**「分散」滑手機的時間**。

無論任何動作，關鍵都是「①盡力避免身體歪斜」、「②確保耳朵和肩膀的正確位置」、「③肩胛骨向中間靠攏，脖子打直」、「④分散滑手機的時間」。

希望各位在生活中可以隨時注意做到這四點。

不會疲累的「收納術」

除了以上幾個動作以外，東西拿上拿下等「搬東西」的動作，也是生活中經常會做到的動作。

搬東西時用錯姿勢，同樣會對身體造成不必要的負荷，導致困擾許多人的「腰痛」和「閃到腰」的問題。腰部的問題象徵著身體機能變差，換言之，「腰痛」很多時候也說明了身體的其他部位受到傷害。

將東西「放手」的動作，由於是交由重力，因此不會對身體造成負荷。但如果是「抬起」或「放下」，就會使用到腰部和髖關節、體幹的肌肉，一旦姿勢錯誤，就會對身體各部位造成不必要的負荷。

事實上，**人體的肌肉對於「抬起」的動作十分擅長。放下的動作對肌肉造成的負荷，足足是抬起的「三倍」之多**。

從肌肉的這一點特性來看，重物要盡量收在下方，**「避免由上往下搬重物的收納方式」**，才能減少對身體的傷害。

不會疲累的「抬東西的方法」

搬起重物時，如果彎下腰直接抬起，會對腰部造成過多的負擔，一定要小心。

不想造成腰部疲勞，重點就是**「搬東西時腰部確實打直，低下身子再搬，不可以彎腰」**。另外，**「抬起來的時候不要用手的力量，而是透過IAP呼吸法（＝鼓起腹部）提高腹內壓，打直膝蓋使腰部往上，將東西一併抬起」**。

一定要記住，不論是拿東西或搬東西，**「腰部絕對不能彎」**。

正確的搬東西動作可以正確地彎曲髖關節，使用到股四頭肌（大腿前側肌肉群）的力量，避免只靠腰部來出力。

但是，對原本腳踝關節較不靈活，或是髖關節可動範圍較小，或是大腿肌肉較無力的人而言，就會想藉由腰部的力量來協助支撐，這樣很容易會導致腰痛。

因此，搬起東西時只要利用ＩＡＰ呼吸法提高腹內壓，就可以藉由穩固的體幹和脊柱來協助股四頭肌的伸展動作。這麼一來，就算是一直抬著東西，對腰部造成的負荷也會比較小。

不僅如此，在腹內壓上升的狀態下，抬重物也會更容易。各位以後在搬大型行李時，一定要試試看。

多喝「水」

——身體缺水對細胞、大腦和肌肉都會造成嚴重傷害

關於一整天避免疲勞的生活方法，最後要跟大家說明的是人體中不可或缺的

不會疲累的「抬東西的方法」

A 傷害較少的「抬東西的方法」

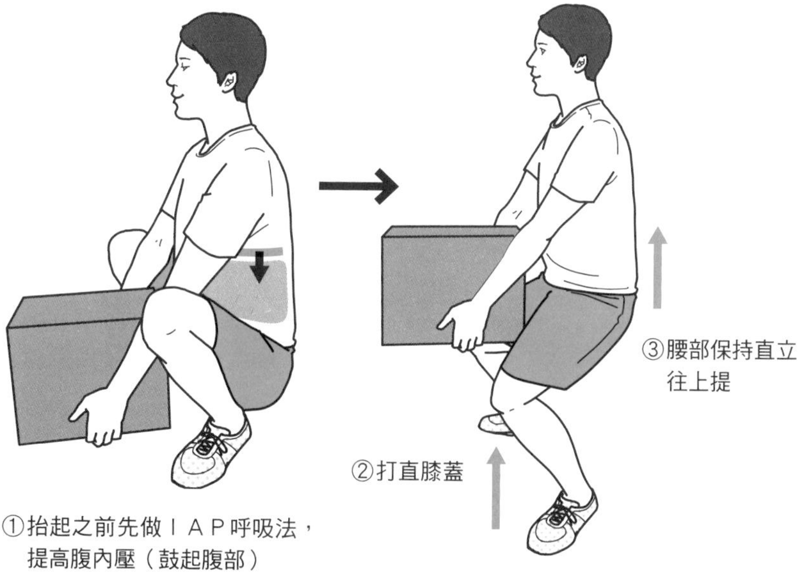
①抬起之前先做ＩＡＰ呼吸法，
提高腹內壓（鼓起腹部）
②打直膝蓋
③腰部保持直立
往上提

B 傷害較大的「抬東西的方法」

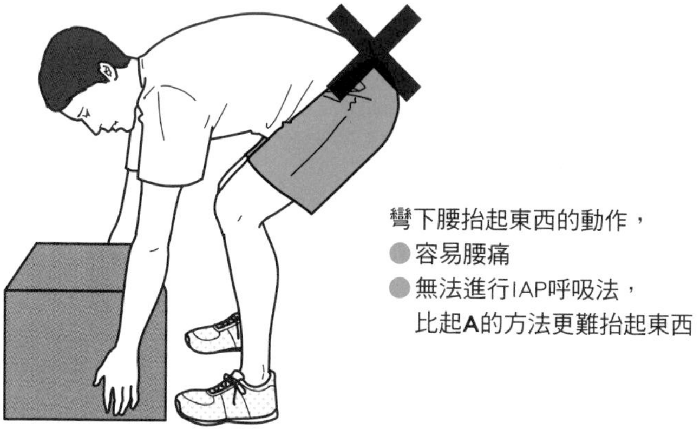
彎下腰抬起東西的動作，
●容易腰痛
●無法進行IAP呼吸法，
比起**A**的方法更難抬起東西

「水分攝取」。

忙碌到連「吃東西的時間」和「喝水的時間」都沒有的人，即便認為自己是全力以赴面對工作，但事實上，你的工作效率說不定其實正在下降。

尤其**「補充水分」是不可忽略的「身體保養」作業之一**。

每天喝六至八杯的水。這是運動員最基本應該攝取的水量。一杯水大約是一百八十毫升，換算下來等於一天大約要喝1.5公升的水。人一天的流汗量大約為一公升，也就是說，喝水只是單純為了補足身體流失的水分。

加上身體有70％是水分，**為了使細胞能夠正常運作，「水」是不可或缺的存在**。想避免疲勞堆積在體內，就必須保持血液循環暢通，將活動所需的能量和養分運送到細胞和肌肉。不用說大家也都知道，血液中含有水分，比起水分太少的濃稠血液，含水量高的清澈血液流動會更順暢。

大腦的運作同樣需要血液供給養分，一旦水分太少造成血流變慢，大腦得不到充足的養分，活動自然會跟著變慢。

這個時候，由於中樞神經無法正常運作，自然會連帶影響到身體的動作變得不靈活，開始對某些部位造成不必要的負擔。長久下來，只會愈來愈累。

不僅如此，當人的體溫上升，身體會集中體內的水分，以「汗水」的形式排出，以降低體溫。換言之，**「流汗」代表身體正在調節體溫**。

然而，透過汗水流失的水分如果遲遲得不到補充，身體的水分就會不夠，導致無法排汗，造成體溫無法調節，最後導致大腦和身體機能停擺……這就是所謂的「中暑」。

由此可知，「身體缺水」不只會阻礙疲勞的消除，甚至還會增加疲勞，對體能訓練來說一點好處也沒有。

在史丹佛大學的運動醫學中心裡，無論做任何訓練，事前一定都會要求選手先補充水分。不是調味水，而是喝「水」——這是絕對的原則。

「補充水分」是再基本不過的事，卻因此很容易被忽略。確實補充身體水分，保持體內濕度，同樣也是預防疲勞一定要做到的一點。

史丹佛大學的恢復心理學

史丹佛大學的恢復心理學

在前面的內容中提到關於疲勞對能力表現的顯著影響，以及以預防和消除為目的的「疲勞消除法」。

也就是說，已經針對理論和實踐方法做了介紹。不過，關於「身體能否確實獲得恢復」，還有一個非常重要的因素。

那就是**「心態」**。也就是「思考模式」、「想法」。

每當我說到這一點，總會有人誤解為：「意思是說『有幹勁就不會覺得累』、

『疲勞這種東西，靠毅力去打倒就對了！』嗎？」

事實上，「有幹勁就不會覺得累」的說法，只是一種精神論，絕非心態。所謂精神論，充其量不過是當下應付用的一種「聲援」，效果也只有咒語般的程度。

相對的，心態是指一個人在經驗和教育的累積下，所形成的「思維架構」，是在**心理學上被認定「會影響行動和身體」**的「**思考方式**」。

本書一開始也提到，心態是支持頂尖的「不會疲累的運動員」生理的重要支柱。因此，最後我想跟各位介紹的就是關於**「不會疲累的思考模式」**，以協助大家成功打造「不會疲累的身體」。

為什麼小孩子「總是精力充沛」？

史丹佛大學心理學教授卡蘿．杜維克（Carol Dweck）是研究心態將近三十年的世界權威。由於同屬一所大學，因此運動醫學中心曾數次邀請杜維克教授來演講。

根據她的說法，**能力相同的人，也會因為心態不同而影響到表現**。

人在成長的過程中，會經歷一次又一次的失敗，並透過挑戰激發能力，一步一步獲得成長。「不斷反覆失敗與挑戰的過程」，可以說是人類成長不可或缺的要素。

「就算失敗了，也不放棄繼續挑戰」，這種心理的背後，其實是因為受到**「我的能力會因為努力而不斷進步」**的想法所支撐。以杜維克教授的說法，這類型的思考稱為**「成長型心態」（growth mindset）**。

每個人小時候應該是個不停地問「為什麼？」、「這是什麼？」的孩子。無論是遇到不瞭解的事物，或是做錯了，都會不斷地積極思考「怎麼做才能做得更好」……這也是為什麼小孩子會一直問「為什麼？」的原因。

根據英國作家伊恩．萊斯里（Ian Leslie）的說法，小孩子擁有不折不扣的「強烈好奇心」，這對小孩子，甚至是人的成長來說，都是不可或缺的。實際上，據說

小孩子在兩歲到五歲這三年之間，總計會問超過四萬次以上的問題。萊斯里將這部分的研究全部整理成著作《重拾好奇心》。

長大之後是否還能維持「成長型心態」，決定了做任何事情的成敗關鍵。提出知名的「史丹佛的設計思考」（Design Thinking，不斷反覆嘗試與失敗，最後從中得到答案的發想方法）的大衛・凱利（David Kelley）和湯姆・凱利（Tom Kelley）曾經說過：**「容許失敗的環境，催生出今天的矽谷，而這一切全都多虧了成長型心態。」**這句話如實地說明了這個道理。

即便不「完美」，也要提升表現

心態對於「能否打造不會疲累的身體」而言，同樣非常重要。

和「成長型心態」完全相反的思維模式，杜維克教授舉出所謂的「固定型心態」（fixed mindset）。

「維持現狀」、「執著於眼前所見」、「以獲得讚美為首要目的」、「畫地自限」……擁有這些思考模式的固定型心態的人，面對疲勞只會覺得「疲勞＝累到只能放棄」、「等不累了再說」。

相反地，成長型心態的人會認為**「疲勞＝只要消除現在的疲勞，就能提升自我表現」**。換言之，他們會思考「如何才能消除疲勞？還有什麼是自己沒有做到的？怎麼做才能發揮自己最好的表現？」。這正是積極的「疲勞控制」。

成長型心態的人不會屈服於疲勞，任由壓力累積。他們會積極嘗試「預防方法」和「消除法」，克服自己疲勞的現狀，使表現瞬時提升。

杜維克教授提出的「yet」的作用

要怎麼做，才能讓自己變成「成長型心態」呢？

杜維克教授教大家利用很簡單的「一個字」，就能讓每個人很輕易地變成成長型心態。

那就是「yet」，也就是「**還沒**」。

不要認為自己「做不到」，而是要告訴自己「我**還沒**做到」。不要覺得「辦不到」而放棄，而是看著未來告訴自己「這對現在的我來說**還有**難度」。

像這樣透過簡單的一句「還沒」，就能改變想法——「自己雖然還不到那個程度，但總有一天會辦到」。

只要不斷以這樣的思考模式讓自己變成成長型心態，最後就能比預計的更快達到實際設定的目標。

「思考模式哪是這麼容易就會改變的！」這種想法本身也是固定型心態。各位不需要一頭熱地馬上就想變成成長型心態，可以先告訴自己：「我只是想法還沒改變而已」。今天還辦不到，說不定明天就會改變。就算明天還是辦不到，說不定一週之後……

別在一開始就先否定。這就是邁向成長型心態的第一步。

反覆進行「最快速的疲勞消除計畫」

我也將這套利用「yet」轉變為成長型心態的方法教導給運動員，要求他們實踐。不過，他們並非只是抱著樂觀的心情看待自己的表現，認為「我只是還辦不到，但總有一天一定會做到」。

成長型心態如果不夠堅定，就不會相信「自己只是還辦不到，總有一天一定會做到」，所以中途會感到不安，遭受打擊和挫折。

因此，運動員們除了認清自己的最終目標以外，也會思考「如果還無法達成目標，**有什麼是現階段的自己做得到的**」，先設定一個能最快達成的目標，然後朝著目標努力去實現。

成功的選手一定都會設定「長期目標」和**「超短期目標」**。接著透過不斷實現「超短期目標」，讓自己一步一步接近長期目標。

因為每個選手都知道，「只有長期目標，就算擁有成長型心態，總有一天也會累到放棄」。

以現實來說，對運動員而言，只靠長期目標就想獲得成功，只是「異想天開」而已，純粹是精神論。

擁有「總有一天要成為美國第一！」的長期目標固然重要，但在這之前，必須先贏得今年全國大賽，必須先確定下個月的州際大賽肯定能贏得勝利，必須在這週的練習當中跑出更快的成績、確保出賽資格才行。

另外，運動都有所謂的時間限制。能夠發揮最佳表現的顛峰年齡，在某種程度上早已決定。因此，設定「總有一天要打破世界紀錄」這種超長期目標，只是「毫無意義」罷了。

「成長型心態」和「超短期目標」是相輔相成的關係。藉由不斷反覆運用兩者，可以加快實現目標的速度。

非運動員的一般人「面對疲勞的方法」，可以說也是一樣。

各位可以先設定一個長期的目標，例如「現在還很容易覺得累，但從長遠的角度來說，我一定要讓自己變成不會疲累的身體」，接著設定「超短期目標」，例如

「讓自己每天工作不會累」、「今天的疲勞今天消除」、「預防明天的疲勞」等，利用本書介紹的方法一個一個去達成。

我想最後的結果，一定可以成功擁有「不會疲累的身體」。

超人也有「極限」

以《恆毅力：人生成功的究極能力》（*Grit: The Power of Passion and Perseverance*）一書聞名世界的美國賓州大學心理學教授安琪拉．達克沃斯（Angela Duckworth）表示，即便是活躍於世界舞台的運動員，**「刻意練習」頂多就是一個小時，之後就算經過休息，每天「最多也只能做三到五個小時」**。

也就是說，真正的「毅力」並不是「今天要嘗試到極限為止」，而是告訴自己「今天還辦不到，先消除今天一整天的疲勞，明天再繼續挑戰」，這麼做反而更容易達到目標。

本章介紹的「忙碌工作法」雖然可以有效將疲勞控制在最低限度，但千萬不能因此就將自己逼到極限。

工作當然有不得不強迫自己的情況，不過**千萬不能把這種情況當成「正常」**。這對於「打造不會疲累的身體」的長期目標來說，非常重要。

人在忙碌的時候，很容易不斷塞工作給自己，例如「今天要完成這個和那個」。不過，千萬不要高估了「一天內可以完成的事情」。就算真的做完，很多時候工作品質也都不會太好。

即便一整天被時間追得手忙腳亂，也要留意「縮短工作時間」。**設定當天的目標，在最低限度的疲勞下去實現，並預留消除疲勞的時間。透過這種方式，相信每一天一定都能以超乎預計的速度和品質達到目標**。

這也是「不會疲累」的心態之一。

不會疲累的身體才能用「不會產生倦怠的方式」面對工作

運動員和上班族共同的身體傷害之一，就是所謂的**「工作倦怠」**，或稱為

「倦怠症」。

這是指朝著最終目標拚命努力的人，由於過度投入而累倒，導致對所有事情完全失去鬥志的狀態。

詳細的原因可以參考身心醫學等各方面的研究，不過大致來說，通常都認為是「身心極度勞累」所導致。

依我個人的看法，我認為所謂的工作倦怠，其實就是比賽和工作成果換來的身體的「疲勞負債」。

如果想**「避免工作倦怠發生，同時創造最大的成果」**，我深切地期望各位在投入眼前的工作之餘，一定要做好預防疲勞，並隨時消除累積的疲勞。

我很喜歡一句諺語叫做「飛雁啣蘆」。

雁是一種長得像鴨子的候鳥。前面內容中曾提到，候鳥的羽毛根部含有可消除疲勞的「咪唑二肽」。

「飛雁啣蘆」的意思是：「雁鴨在渡海之前，會啣著蘆葦飛行。累了便將蘆葦放至水面上，讓自己站在上面休息。」換言之，這是一句表示「準備周全」的諺語。

也就是說，即便是不怕累的候鳥，自古以來飛行時都會帶上消除疲勞的「道具」。

既然如此，生活在現代的我們，要想改變自己成為「不會疲累的身體」，更沒有理由不準備周全地做好「疲勞的預防和消除」。

「為了提升表現，千萬不要讓身體累積疲勞。」
「積極地採取應對，做好疲勞的預防和消除。」
「疲勞說明了自己的表現還有提升的空間。」

做好沒有疲勞負債的「身體和心態的準備」，無論從短期或長期來看，都是提升成果的關鍵秘訣。

結語
完成「重新啟動」，成為「最強的自己」

「今天好累，我要請假。」

肯定很少有公司會允許員工這麼做。

「我累了，家事我不做了！」

面對家庭主婦這麼說，會體貼回答「辛苦你了，好好休息吧」的家人，我想應該也是少數。

無論是哪個例子，別說是感到擔憂了，各位可能反而會心生反感吧。

但如果換成「我發燒了，今天要請假」，主管應該就會同意了吧，甚至反而會強迫員工休假。

家庭主婦若是說「我骨折了，家事我不做了」，家人應該沒有人會苛責她懶惰吧。

由此可知，「疲勞」一直以來都被輕忽，也很容易被當成「只不過是累了而已」、「只是感覺的問題」、「只是心情上的問題」。

然而，我要一再提醒大家的是，引發生病和受傷等大家理所當然認為應該休息的情況的原因，不是別的，正是「疲勞」。

「難道我們不應該更重視疲勞的問題嗎？」

這是身為運動防護員的我，這十六年來每天面對史丹佛大學運動員「無法避免極度勞累的身體」，得到的深切感受。

當然，以目前來說，疲勞很難明確地數據化，這也不是一種「疾病」。

雖然已經有科學的方法可以測量疲勞，但一切都還只是研究階段，並非普遍。

正因為如此，一般人對於疲勞的瞭解都還非常少，也很少有人會因為疲勞問題就醫或尋求諮商。

另一方面，美國現在除了會替運動員配置防護員之外，一般公司企業也會設置健身和醫學部門，甚至有愈來愈多科技公司會替工程師著想，在公司裡聘請防護員或物理治療師、健身教練、瑜伽和皮拉提斯教練等。

如同運動員的情況，在如今嚴峻的競爭社會當中，為了讓每位員工都能以「最佳狀態」應戰，很多企業都已經做好協助的準備。

在美國體壇，「疲勞會導致表現變差」已經是眾所周知的事實。因此，控制練習量以預防疲勞的作法，不只在史丹佛大學，在所有專業運動場所也都會徹底落實。

相反地，當日本選手加入海外球隊時，經常會被教練提醒「練習過度了」。

在美國，大家對於消除疲勞的重要關鍵——睡眠非常重視。亞馬遜創辦人傑佛瑞．貝佐斯（Jeffrey Bezo）曾在接受《華爾街日報》的採訪時提到：「每天睡足八小時，能力表現就能提升。」引發熱烈討論。

協助研發製造太空火箭的「SpaceX」及電動車品牌「特斯拉」的執行長伊隆．馬克斯（Elon Musk）本身是個忙碌工作者，據說「一星期工作超過一百小時」。但就連他也曾表示自己「每天都會睡足六個小時」。

我平時會持續關注美日雙方的情況和訊息，兩者比較下來，我認為在瞭解疲勞方面，美國可以說略勝一籌。

日本近年來大家也終於開始慢慢能夠接受「累了就應該休息」的觀念，但這充其量不過只是「入門」。以現實狀況來看，很明顯地大家的疲勞都還尚未完全消除。

每個人都有慢性疲勞的問題，卻對疲勞都一知半解。這或許就是為什麼日本電車上瀰漫著一股「死氣沉沉」氛圍的原因吧。

我甚至有這種感覺。

我每天面對的史丹佛大學運動員，永遠都為了眼前的「目標」和「對手」，為自己設定長期和短期兩階段的計畫，然後一步一步去達成，朝著前方的目標努力邁進。

為了達成目標，他們會盡可能吸收知識，活用各種資源，並且盡自己最大的努力。

不僅限於運動領域，這難道不也是為了達成本書主要目的——「控制疲勞，發揮百分之百自我水準的表現」所需的「共通方法」嗎？

因為，「疲勞」是達成目標過程中的一大阻礙，只有透過瞭解其中的真相和運作機制，不斷「努力」克服，才有辦法激發出高績效的表現。

各位接下來應該更積極地採取「預防疲勞」和「消除疲勞」的方法。

換言之，我認為磨練「疲勞控制」的能力以消除身體的「疲勞負債」，才是當今的日本必須努力的課題。

就先從每個人自身做起，改變「面對疲勞的態度和方法」吧。將本書介紹的打造「不會疲累的身體」的方法，當成每天的習慣去實踐，同時改變面對疲勞的心態，為自己、也為家人做好「疲勞控制」。

每個人的表現都獲得提升，將來日本整體的表現就能提高水準，連帶地將國家帶往明亮的未來。

不分國界，不管男女老少，我衷心期盼有愈來愈多人都能發揮「百分之百自我水準」的表現。

主要參考資料

論文資料基本上以資料作者（姓、中間名·中間名字首。四人以上僅列第一位作者並加et al.表示）、資料名稱（斜體字）、資料刊載期刊（以簡稱表示）、年、卷（號）、頁碼（表示形式依照刊載期刊）的順序來表示。

序章　全美最強運動醫學中心揭開如何打造「不會疲累的身體」

- TIMES HIGHER EDUCATION, *World University Rankings 2018.* http://www.timeshighereducation.com/world-universit-rankings/2018/world-ranking#!/page/0/length/25/sort_by/rank/sort_order/asc/cols/stats
- U.S. News & WORLD REPORT, *Best Global Universities Rankings.*
http://www.usnews.com/education/best-global-universities/rankings

0 章　史丹佛大學揭露「疲勞發生」的機制

- Maruta, J., et al., *Predictive visual tracking: specificity in mild traumatic brain injury and sleep deprivation.* MILITARY MEDICINE, 2014,179(6):619-25.
- Pavel Kolar, et al., *CLINICAL REHABILITATION.*DNS,2014.
- Alex Hutchinson, *WHICH COMES FIRST, CARDIO OR WEIGHTS?: Fitness Myths, Training Truths, and Other Surprising Discoveries from the Science of Exercise.* William Morrow Paperbacks, 2011.

1 章　世界最新的「IAP」預防疲勞法

- Andrew, H., *Brain over brawn-CNS training for enhanced performance.* PEAK PERFORMANCE. http://www.peakendurancesport.com/endurance-training/techniques/brain-brawn-cns-training-enhanced-performance/
- Hodges, PW., et al., *Intra-abdominal pressure increases stiffness of the lumbar spine.* J Biomech, 2005 Sep;38(9):1873-80.
- Hodges, PW., et al., *Contraction of the human diaphragm during rapid postural adjustmants.* J Physiol, 1997 Dec 1;505(Pt2):539-48.
- Frank, C., Kobesova, A., and Kolar, P., *DYNAMIC NEUROMUSCULAR STABILIZATION & SPORTS REHABILITATION.* International Journal of Sports Physical Therape, 2013 Feb; 8(1):62-73
- Kobesova, A., et al., *Effects of shoulder girdle dynamic stabilization exercise on hand muscle strength.* Isokinetics and Exercise Science, 23(2015)21-32.
- Kolar, P., et al., *Postural function of the diaphragm in persons with and without chronic low back pain.* J Orthop Sports Phys Ther, 2012 Apr:42(4):352-62.
- Kobesova, A., and Kolar, P., *Developmental kinesiology: Three levels of motor control in the assessment and treatment of the motor system.* Journal of Bodywork & Movement Therapies(2013), xx, 1-11.
- Hodges, PW., and Gandevia SC., *Changes in intra-abdominal pressure during postural and respiratory activation of the human diaphragm.* J Appl Physiol(1985). 2000 Sep;89(3):967-76.
- Son, MS., et al., *Effects of dynamic neuromuscular stabilization on d*ＩＡＰ*hragm movement, postural control, blance and gait performance in cerebral palsy.* NeuroRebabilitation. 2017;41(4):739-746.

- Zajac, A., et al., *Central and Peripheral Fatigue During Resistance Exercise- A Critical Review*. J Hum Kinet.2015 Dec30;49:159-169.
- Pereira, VH., Campos, I., and Sousa, N., *The role of autonomic nervous system in susceptibility and resilience to stress.* Current Opinion in Behavioral Sciences, Aprill 2017, 102-107.
- Taylor, JL., et al., *Neural Contributions to Muscle Fatigue: From the Brain the the Muscle and Back Again.* Med Sci Sports Exerc. Author manuscript; available in PMC 2017 Nov 1.
- Tanaka, M., et al., *Effect of mental fatigue on the central nervous system: an electroencephalography study.* Behav Funct. 2018;8: 48.

2 章　不累積疲勞的終極恢復法

- Versey, NG., Halson, SL., and Dawson, BT., Water *Immersion Recovery of Athletes: effect on exercise performance and practical recommendations.* Sports Medicine, Nov;43(11):1101-30.
- Hing, WA., et al., *Contrast therapy—a systemantic review*. Phys Ther Sport. 2008 Aug;9(3):148-61.
- Higgins, TR., Greene, DA., and Baker MK., *Effects of Cold Water Immersion and Contrast Water Therapy for Recovery Form Team Sport: A Systematic Review and Mata-analysis.* J Strength Cond Res, 2017 May;31(5):1443-1460.
- Versey, N., Halson, S., and Dawson, B., *Effect of contrast water therapy duration on recovery of cycling performance: a dose-response study.* Eur J Appl Physiol.2011 Jan;111(1):37-46.
- Reyner, LA., and Horne, JA., *Sleep restriction and serving accuracy in performance tennis players, and effects of caffeine.* Physiol Behav, 2013 Aug 15;120:93-6.
- Cheri, DM., et al., *The Effects of Sleep Extension on the Athletic Performance of Collegiate Basketball Players.* Sleep, 2011 Jul 1; 34(7):943-950.
- Milewski, MD., et al., *Chronic lack of sleep is associated with increased sports injuries in adolescent athletes.* J Pediatr Orthop. 2014 Mar;34(2): 129-33.
- Taylor, L., et al., *Sleep Medication and Athletic Performance-The Evidence for Practitioners and Future Research Directions.* Front Physiol. 2016;7:83.
- Potter, ML., and Weiler, N., *Short Sleepers Are Four Times More Likely to Catch a Cold.* UCSF, August 31, 2015.
- Spiegel, K., et al., *Effects of poor and short sleep on glucose metabolism and obesity risk.* Nat Rev Endocrinol, 2009 May;5(5):253-261
- Leproult, R., and Cauter, VE., *Effect of 1 week of sleep restriction on testosterone levels in young healthy men.* JAMA, 2011 Jun 1;305(21):2173-2174.
- Stanford MEDICINE, Sedentary *Behavior-Too much sitting appears to be a major health risk-or-get off your fatty acids.*
- Susan Scutti, Yes, *sitting too long can kill you, even if you exercise.* CNN. http://edition .cnn. com/2017/09/11/health/sitting-increases-risk-of-death-study/index. html
- Owen, N., *Sedentary behavior: cundrstanding and influencing adults prolonged sitting time.* Prev Med, 2015-55，535-539.
- 西野精治，《最高睡眠法》，悅知文化，2017.

3 章　打造抗疲勞體質的一流飲食法

- Alex Hutchinson, *The High-Fat Diet for Runners.* Outside. http://www.outsideonline.com/1926266/high-fat-diet-runners
- Volek, JS., Noakes, T., and Phinney, SD., *Rethinking fat as a fuel for endurance exercise.* Eur J Sport Sci. 2015;15(1):13-20.
- Nishitani, M., et al., *Novel Anti-Fatigue Compound: Imidazole Dipeptide.* Japanese Journal of Complementary and Alternative Medicine, Volume 6(2009) Issue 3 Pages 123-129.
- Ernesto Pollitt, *RESEARCHERS FIND BREAKFAST CRITICAL TO PERFORMANCE.* UCDAVIS HEALTH. http://www.ucdme.ucdavis.edu/phblish/news/newsroom/3052
- 《疲勞的真相》《鑽石週刊》（20161112, 第104卷44號）
- Elaine N. Marieb,《人體構造和機能 第2版》，醫學書院，2005.

4 章　史丹佛式的「忙碌工作法」

- G. Gregory, Haff, and N. Travis, Triplett, *Essentials of Strength Training and Conditioning.* Human Kinetics, 2015.
- William, DM., Frank, IK., and Victor, LK., *Exercise Physiology:Natrition, Energy, and Human Performance, Internationl Edition.* Lippincott Williams & Wilkins, 2014.
- H. Craig Heller and Dennis A.Grahn, *Enhancing Thermal Exchange in Humans and Practical Applications.* DISRUPTIVE SCIENCE AND TECHNOLOGY, Volume1, Number1,2012.
- Janda, V., *On the concept of postural muscles and posture in man.* Aust J Physiother,1983 Jun;29(3):83-4.
- Phil Page, Clare C. Frank, and Robert Lardner, *Assessment and Treatment of Muscle Imbalance: The Janda Approach.* Human Kinetics, 2010.
- Shirley Sahrmann and Associates, *MOVEMENT SYSTEM IMPAIRMENT SYNDROMES of the Extremities,* Cervical and Thoracis Spines. Mosby, 2010.
- Shirley Sahrmann, Diagnosis and Treatment of *Movement Impairment Syndromes.* Mosby, 2001.
- Kyndall, LB., *CLINICAL APPLICATION OF THE RIGHT SIDELYING RESPIRATORY LEET ADDUCTOR PULL BACK EXERCISE.* International Journal of Sports Physical Therapy, 2013 Jun;8(3):349-358.
- Carol S. Dweck, *Mindset: The New Psychology of Success.* Ballantine Books, 2007.
- Ian Leslie, *Curious: The Desire to Know and Why Your Future Depends On It.* Basic Books, 2015.
- Tom Kelly and David Kelly, *Creative Confidence: Unleashing the Creative Potential Whthin Us All.* Crown Business, 2018.
- Moser, JS., et al., *Mind your errors:evidence for a neural mechanism linking growth mind-set to adaptive posterror adjustments.* Psychol Sci.2011 Dec:22(12):1484-9.
- Angela Duckworth, *Grit: The Power of Passion and Perseverance.* Scribner,2016.

史丹佛大學專家教你打造不容易疲勞的身體

スタンフォード式
疲れない体

史丹佛大學專家教你打造不容易疲勞的身體 / 山田知生作 ; 賴郁婷譯. -- 初版. -- 臺北市 : 春天出版國際文化有限公司, 2022.07
面 ; 公分. -- (Better ; 32)
譯自 : スタンフォード式 疲れない体
ISBN 978-957-741-564-6(平裝)
1.CST: 健康法 2.CST: 疲勞
411.1 111010162

Better 32

作　　者 ◎ 山田知生
譯　　者 ◎ 賴郁婷
總 編 輯 ◎ 莊宜勳
主　　編 ◎ 鍾靈
出 版 者 ◎ 春天出版國際文化有限公司
地　　址 ◎ 台北市大安區忠孝東路4段303號4樓之1
電　　話 ◎ 02-7733-4070
傳　　真 ◎ 02-7733-4069
E－mail ◎ frank.spring@msa.hinet.net
網　　址 ◎ http://www.bookspring.com.tw
部 落 格 ◎ http://blog.pixnet.net/bookspring
郵政帳號 ◎ 19705538
戶　　名 ◎ 春天出版國際文化有限公司
法律顧問 ◎ 蕭顯忠律師事務所
出版日期 ◎ 二〇二二年七月初版
出版日期 ◎ 二〇二四年六月初版十三刷
定　　價 ◎ 380元

總 經 銷 ◎ 楨德圖書事業有限公司
地　　址 ◎ 新北市新店區中興路2段196號8樓
電　　話 ◎ 02-8919-3186
傳　　真 ◎ 02-8914-5524
香港總代理 ◎ 一代匯集
地　　址 ◎ 九龍旺角塘尾道64號 龍駒企業大廈10 B&D室
電　　話 ◎ 852-2783-8102
傳　　真 ◎ 852-2396-0050

ISBN 978-957-741-564-6